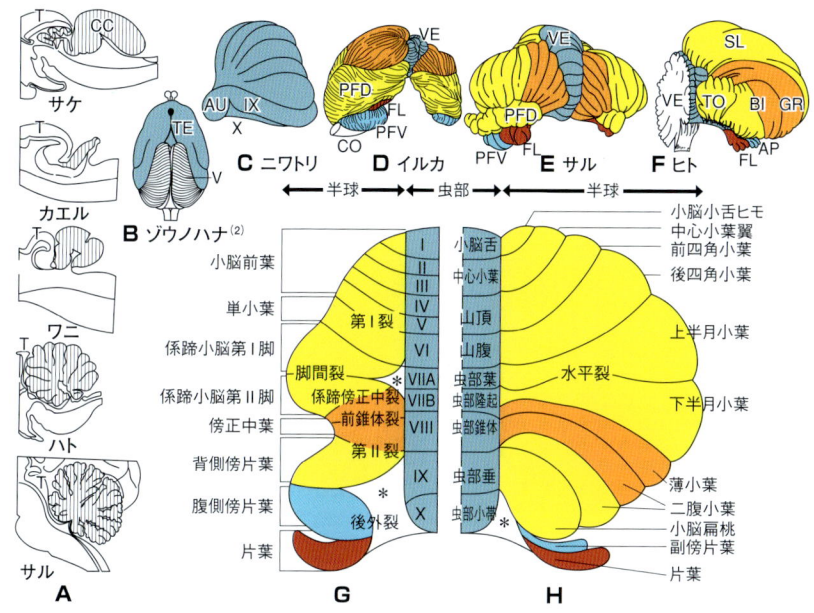

3-1● 小脳の進化および解剖学 (Voogd & Glickenstein, 1998)
AP；副傍片葉，AU；小脳耳介，BI；二腹小葉，CC；大脳，CO；蝸牛神経，FL；（小脳）片葉，GR；薄小葉，PFD；背側傍片葉，PFV；腹側傍片葉，SL；上半月小葉，T；被蓋，TE；終脳，TO；小脳扁桃，V；弁，VE；虫部隆起，I，II，III，IV，V，VI，VII（A, B）VIII，IX，X；ラーセルによるI，II，III，IV，V，VI，VII（A, B），VIII，IX葉．

注（1） 鯨類（D）で傍片葉（PFD + PFV）が大きい．
注（2） アフリカ産古代形魚で弱電気を発し，レーダーのようにして接近物を感知する．学名，Mormyrus rume rume．名前どおり象鼻のような長い吻を持つ．

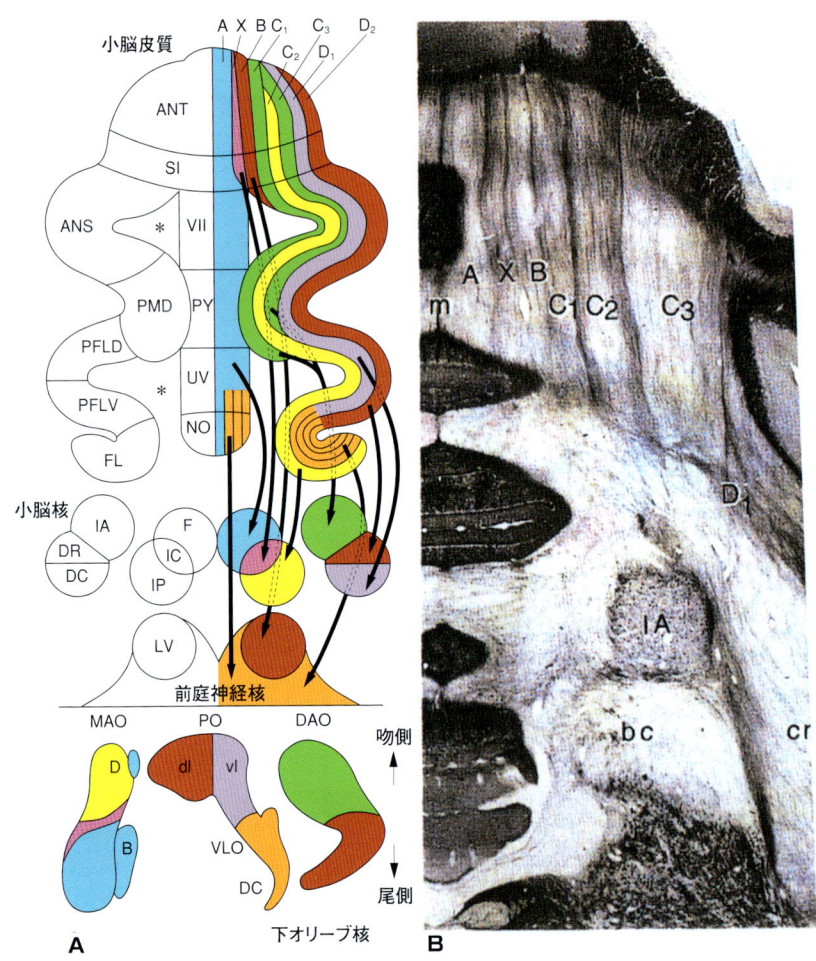

3-2● 小脳の帯状構造（Voogd & Glickenstein, 1998）

小脳は縦方向に幅100〜500μm, 長さ数mmから数cmの構造の帯状の構造に区分される（A図；A, X, B, C_1〜C_3, D_1, D_2, ゾーン）。そして, それぞれのゾーンは対応する小脳核, 下オリーブ核の部位と共に一まとまりのモジュール様の小脳皮質-微小複合体を形成する。たとえばA帯（水色）は主オリーブ核の水色領域から投射を受け, 室頂核（水色）に投射する。B図は実際の組織像である。A, X, B, C_1, C_2, C_3, D_1, D_2 ゾーン, ANT；小脳前葉, ANS；係蹄小脳, B；βグループ, bc；結合腕, cr；小脳脚, D；主オリーブ核背側部, DAD；背側副オリーブ核, DC；歯状核尾側, dl；背側外側部, DR；歯状核吻側, F；室頂核, FL；片葉, IA；前中位核, IC；間質細胞群, IP；後中粒核, LV；前庭神経外側核, m；正中線, MAO；正中副オリーブ核, NO；虫部小節, PFLD；背側傍片葉, PFLV；腹側傍片葉, PMD；傍正中葉, PO；主オリーブ核, PY；虫部錐体, SI；単小葉, UV；虫部垂, VLO；腹側外側突出部, vl；腹側外側部, Ⅶ；小脳虫部Ⅶ葉。

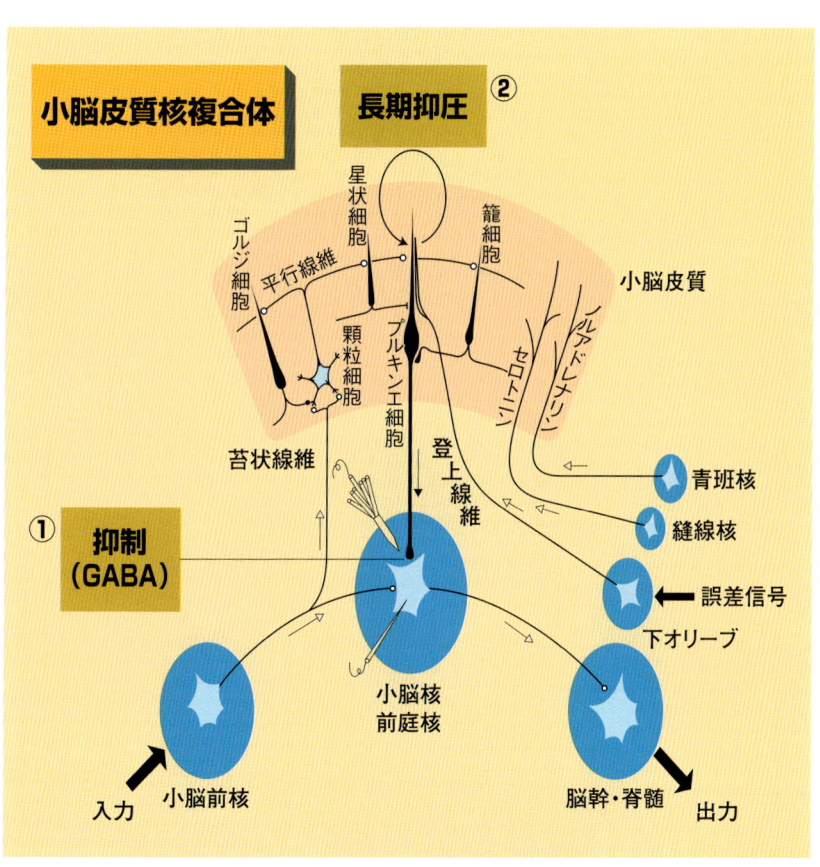

3-3 ● 小脳皮質―核微小複合体およびLTD（長期抑圧）（伊藤正男，1986a）
前庭動眼反射も含めた運動学習に重要である。

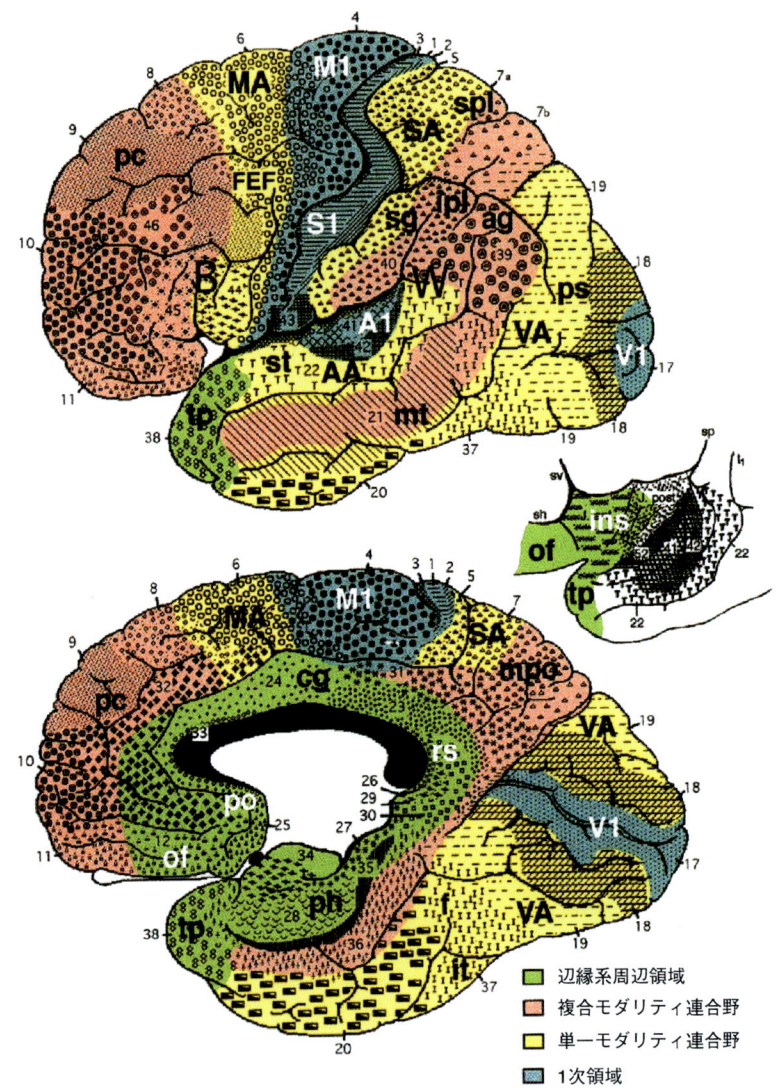

5-1 ● 大脳皮質の機能的分類（Mesulam, 2000）

マカクザルの前頭連合野

弓状溝　中心溝　外側溝

ヒトの前頭連合野

5-2 ● 前頭連合野の細胞構築学的区分（Petrides & Pandya, 1994）

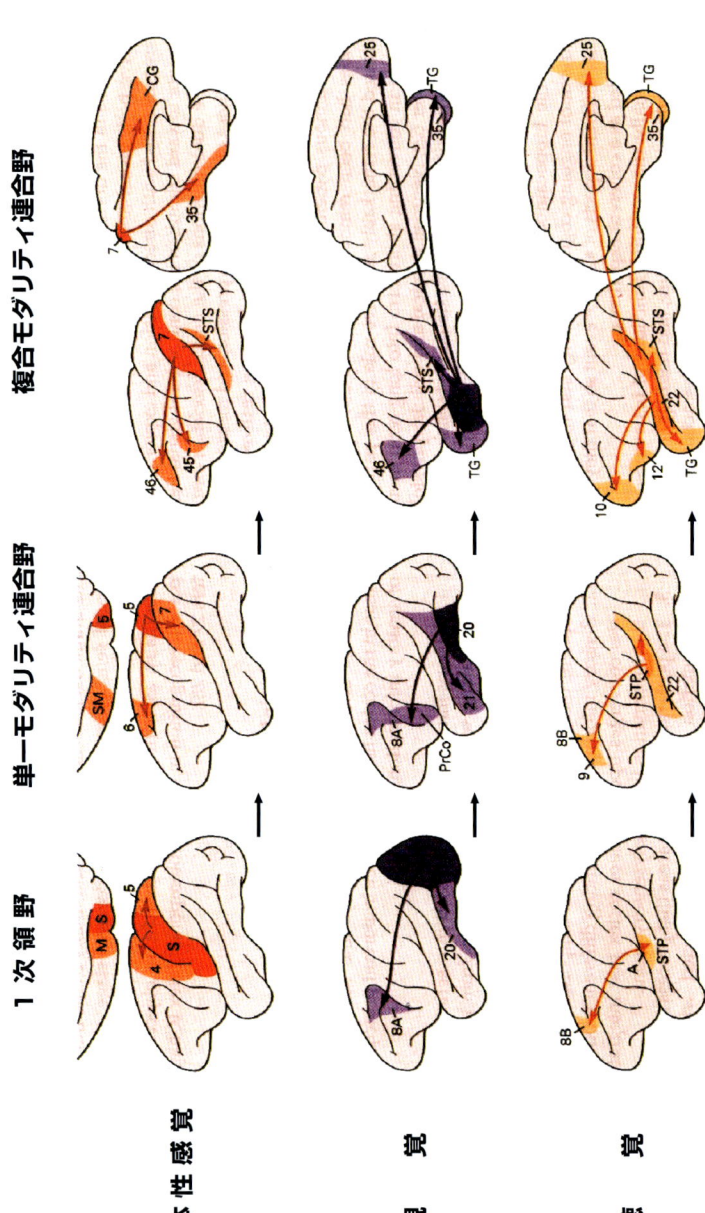

5-3 ● 感覚情報の伝達経路 (Jones & Powell, 1970)

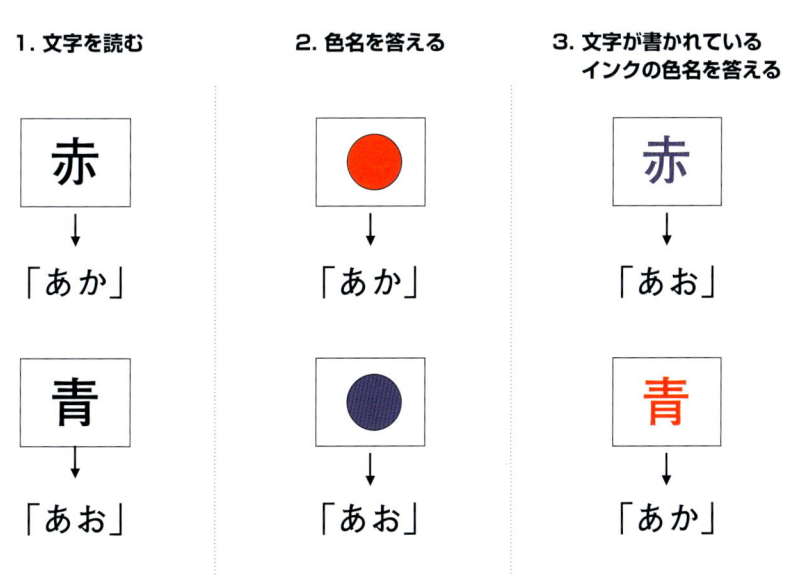

7-1● ウィスコンシン・カード分類課題

7-2● ストループ課題

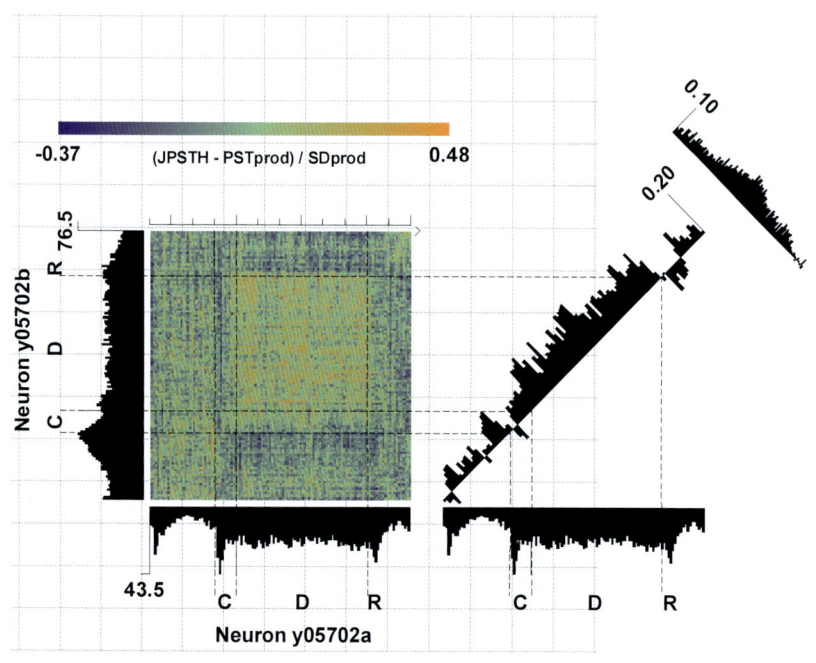

12-1 ● Joint peri-stimulus time histogram 分析(左図)と同時発火ヒストグラム(右図)
(Funahashi, 2001)

ライブラリ脳の世紀：心のメカニズムを探る❼
久保田 競・酒田 英夫・松村 道一 編集

記憶と脳

過去・現在・未来をつなぐ脳のメカニズム

久保田 競 編
松波 謙一・船橋 新太郎・櫻井 芳雄 共著

サイエンス社

「ライブラリ 脳の世紀：心のメカニズムを探る」の発刊を祝う

　新しい世紀，21世紀を迎えつつある今，「ライブラリ 脳の世紀：心のメカニズムを探る」を発刊できることを心から喜ぶものである．

　500万年前，動物を捕って食べるようになった私たちの祖先は，脳の存在を知っていたに違いない．なぜなら，化石などに動物の脳を食用にした形跡が残っているからである．しかし，そのことが，歴史に残るようになったのは，石器時代になってからで，脳という漢字が作られてから，古代エジプトでパピルスに脳を意味する象形文字が見られるようになってから，である（西暦前17世紀）．脳という字の右側は頭蓋骨の上に頭髪が3本ある様子を示している．古代中国の脳という字では頭蓋骨の上部に突起（前頭稜，高等霊長類にみられる）がある．

　ギリシャ，ローマ時代には動物の脳の解剖が行われた記録がある．人の脳の解剖はルネッサンス期になってからで，近代的な解剖学としての脳の記載は，ヴェザリウスに始まる．引続き脳の形態の研究が行われ，色々な場所に名前がつけられ，神経解剖学が誕生した．同じころ，生理学が医学，生物学の一分野となった．

　19世紀中ごろに神経細胞の顕微鏡による記載が行われるようになった．19世紀末になるとニューロンという言葉がつくられ，脳の働きの科学的研究も行われるようになり，大脳生理学が生まれて生理学の一分野となった．しかし，「心」に関しては哲学，心理学の問題とされ，脳研究から切り離されることが多かった．

　20世紀になると脳の働きを神経などの電気活動で調べる，神経生理学が誕生した．20世紀の半ばになって，分子生物学が生まれたことがきっかけとなり，神経解剖学，神経生理学その他の研究方法と合わせて脳を研究し，「心」をニューロン，分子のレベルで理解しようという試みが始まり，それらを総合した神経科学が誕生した．今日では動物にも心があることを誰もが認め，高次の精神機能を単一ニューロンレベルで分析しヒトの脳の機能的画像と照らし合わせて知・情・意の働きを実験的に研究することができるようになった．

　本ライブラリは，このような人類による脳研究の急速な進歩を解りやすく解説して21世紀への展望を開くことを目的に編集された．

　脳についての知識を自分の生き方に役立てて頂ければ幸いである．

久保田　競
酒田　英夫
松村　道一

はじめに

　もしも記憶がなくなったら，どんな生活になるだろう。

　そのためにはアルツハイマー氏病末期の患者の生活を思い起こせばよい。過去に経験したことが，すべて，記憶として脳に残っていないから，瞬間に生きることになる。眼，耳などから入力する外の世界からの情報は何一つ理解できない。強い刺激として入力したら，生まれつき備わっている，防御的な反射反応が起こるだけだろう。手や足の動かし方を忘れてしまっているから，外の世界に対する働きかけは何もできない。アルツハイマー（Alzheimer, A.）が最初に記載したアルツハイマー氏病患者（1907）は，死ぬ直前は，病院のベッドの上で，衣服をつけて，横になっているだけであった。外からの刺激に対しては，ボヤッとしていて，反応しなかった。大小便は垂れ流しで，床擦れによる皮膚潰瘍が，介護しても，できていた。われわれは，記憶があるから，外の世界がわかるし，考えることができるし，外の世界に働きかけることができるのである。つまり，記憶があってはじめて，人間として生きていけるのである。

　過去30年の「記憶と脳」の研究で，記憶に対する理解は革命的に変わった。脳のどこで記憶が行われ，どのように営まれるか，おおまかに，わかってきたのである。記憶が脳の中に残るには，何かを経験し学習する。そして，学習したものが，記憶として残るのである。記憶がどのように営まれ，神経細胞（ニューロン）がどのように働くか，脳の記憶システムがどう働くかが，「記憶と脳」研究の成果である。今や，脳の働きを知らないで，記憶を語ることはできなくなった。

　本書は，革命的記憶研究の時期に，私とともに記憶研究を行い，「記憶と脳」の解明に貢献した3人の研究者が書いた記憶の解説書である。「記憶と脳」のことを知り，うまく生きていくのに役立ててほしい。

　2002年5月

久保田　競

目　次

はじめに ……………………………………………………………… i

第Ⅰ部　運動の記憶　松波謙一　　　　　　　　　　　1

1　記憶と学習の分子的基盤　　　　　　　　　　　　2

　長期増強（LTP） ……………………………………………… 3
　LTPの物質的基礎 ……………………………………………… 6
　LTPに伴う形態の変化 ………………………………………… 10

2　運動野での記憶と学習　　　　　　　　　　　　　12

　運動野からの出力系 …………………………………………… 12
　Preferential Bias Theory …………………………………… 16
　運動野ニューロンでのオペラント条件づけ ………………… 19
　運動野ニューロンのパブロフ条件づけ ……………………… 21
　フィールド電位と運動学習 …………………………………… 25
　連続する運動の学習 …………………………………………… 26
　学習による運動野の拡大 ……………………………………… 29

3　小脳での記憶と学習 ── 付：脊髄での学習　　　33

　小脳の構造 ……………………………………………………… 33
　複雑スパイクは発振を抑える ………………………………… 36
　前庭動眼反射と適応 …………………………………………… 39
　運動学習の適応的変化 ………………………………………… 41
　瞬き反射の条件づけ …………………………………………… 43
　遺伝的変異マウスでの研究 …………………………………… 44
　フィードバック誤差学習モデル ……………………………… 46
　付：脊髄での学習 ……………………………………………… 52

4　大脳基底核での記憶と学習　　　　　　　　　　　57

基底核のニューロン構成 ……………………………………… 57
線条体でのLTD …………………………………………………… 61
チャンク仮説 ……………………………………………………… 63
サル線条体における条件づけとTANニューロンの活動 ……… 66

第II部　前頭葉と記憶　船橋新太郎　　　　69

5　前頭連合野とはどのような領域か　　　　　　　　70

前頭連合野の機能区分 ………………………………………… 71
前頭連合野はどこから入力を受けるか ……………………… 73
前頭連合野はどこへ情報を出力するか ……………………… 75
前頭連合野の構造や入出力関係から何がわかるか ………… 76

6　人の損傷例から知る前頭連合野の機能　　　　　78

フィネアス・ゲージ …………………………………………… 78
ある弁護士の例 ………………………………………………… 80
別の弁護士の例 ………………………………………………… 81
人の損傷例からわかること …………………………………… 82

7　検査課題から知る前頭連合野の機能　　　　　　84

ウィスコンシン・カード分類課題 …………………………… 84
ヴィゴツキー・テスト ………………………………………… 86
ストループ課題 ………………………………………………… 87
新近性記憶課題 ………………………………………………… 87
自己順序づけ課題 ……………………………………………… 88
流暢性課題 ……………………………………………………… 89
検査課題からわかる前頭連合野の機能 ……………………… 90

8　動物を用いた破壊実験から知る前頭連合野の機能　92

遅延反応で観察される障害 ……………………………… 92
破壊実験からわかる前頭連合野の機能 ………………… 94

9　ヒトの損傷例，動物の破壊実験から考える前頭連合野と記憶　96

前頭連合野は何らかの記憶と関係する …………………… 96
前頭連合野とワーキング・メモリー ……………………… 97

10　ワーキング・メモリー　99

バッデリーのワーキング・メモリー ……………………… 99
ゴールドマン・ラキーチのワーキング・メモリー ……… 100
ワーキング・メモリーとアクティブ・メモリー ………… 101
ワーキング・メモリーをどのようなものと考えるか …… 102

11　前頭連合野とワーキング・メモリー　105

非侵襲性脳活動記録でみた前頭連合野とワーキング・メモリー … 105
前頭連合野と中央実行系の機能 ………………………… 107

12　ワーキング・メモリーのしくみ　109

実験に使った行動課題 …………………………………… 109
情報の一時貯蔵機構としての遅延期間活動 …………… 110
遅延期間活動は何の情報を保持している？ …………… 114
他の課題でも観察される遅延期間活動 ………………… 117
情報の操作信号としてのサッケード後活動 …………… 117
複数の情報を貯蔵する場合にみられるニューロン間相互作用　120
近隣ニューロン間の機能的な相互作用による複雑な情報の保持 … 122
相互相関分析でみるニューロン間の機能的相互作用 ……… 124
ニューロン間の相互作用の強さは時間とともに変化する …… 126

13 ワーキング・メモリーに関わる神経回路　129

ワーキング・メモリーに関わる前頭連合野の神経回路 ……… 129
情報処理を左右する調節信号の重要性 ……………………………… 130
まとめ ……………………………………………………………………… 132

第III部　海馬と記憶　櫻井芳雄　133

14 海馬破壊の臨床例と動物実験　135

ヒトの臨床例 ……………………………………………………………… 135
動物の破壊実験 …………………………………………………………… 139

15 海馬体のニューロン活動　149

ラット海馬体のニューロン活動と空間記憶 ………………………… 149
ラット海馬体のニューロン活動と非空間記憶 ……………………… 151
サル海馬体のニューロン活動 ………………………………………… 155

16 海馬体での情報コーディング　158

海馬体ニューロン集団の活動 ………………………………………… 158
海馬体ニューロン集団によるセル・アセンブリ …………………… 161

17 シナプス可塑性と海馬系システム　166

シナプスの長期増強と記憶 …………………………………………… 166
海馬関連システムと記憶 ……………………………………………… 168

18 老化による記憶障害とその臨床　171

海馬体の変化 …………………………………………………………… 171
内分泌系と海馬体 ……………………………………………………… 174

おわりに──脳の記憶研究小史　久保田 競　　**177**

　記憶研究の黎明 …………………………………………………… 177
　記憶研究の革命的展開 …………………………………………… 178
　今筆者の行っている記憶研究 …………………………………… 179
　おわりに …………………………………………………………… 184

引 用 文 献 ……………………………………………………………… 185
索　　　引 ……………………………………………………………… 200
執筆者紹介 ……………………………………………………………… 204

運動の記憶

松波謙一

　第Ⅰ部では運動の記憶と学習について述べる。普通，記憶とか学習はいわゆる「知能」と関係することであって，脳の高等な作用に属すとされる。だから運動には関係ないだろう，というのが世間一般の見方である。これはこれで一面では正しい。だから，ことさら異を唱えるつもりはない。当世の教育事情をみれば知能テストの結果が重視され，それと学業との関連がいわれたりするからなおさらである。しかし，そうして測られた「知能」の値もあくまで知能の一面を測っているにすぎないことは繰返し指摘されてきた。

　ここに『知能の誕生』という有名な本がある。発達心理学では旧約聖書にも相当すると思うが（とすると新約はさしづめエリクソンの書か？），その内容はピアジェ自身の2人の娘と1人の息子の2歳までの発達の記録である。いってみれば身体運動の発達の精密な記録に他ならない。筆者は知能の原点はここ（運動）にあると思っている。だから今まで運動について2冊ほど本を書いてきたが，常に運動を通して脳をみるように努めたつもりである。今回もその視点は変わらないが，運動の「記憶」・「学習」ということで，より直截に記憶・学習について語れることになった。なんとなく，場違いな感じもするし，「晴れがましい」気もする（ということはやっぱり，記憶や学習を専門とする人たちにインフェリオリティ・コンプレックスをもっていたのか？）。

　それはともかく，筆者が京大霊長研の助教授であったころ，大学院生であった船橋新太郎，櫻井芳雄の両君（あえて，君づけでよばさせてもらいます——失礼！）がともに京大教授となられ，素晴らしい内容の「総説」をこのあとⅡ部・Ⅲ部として書かれるので，今は少しでも露払いの役ができればと願っている。その露払いの役として，記憶とか学習といったものの定義を問われている。色々あるが，手元にある心理学の本から引っぱってきて，その責を完了させてもらうことにする。

　学習については，「生活体に，練習，または経験が与えられたとき，それによって生活体の行動に比較的永続的に変化が起る，これを学習と呼ぶ」となる（本吉，1969）。あるいはヒルガードとバウアーの『学習の理論（上）』（2項）も参考にしてほしい（ヒルガードとバウアー，1972）。記憶の定義もまたいろいろある。詳しくは，梅本堯夫先生が書かれているところを参照してほしい（梅本，1969）。最近ではスクワイア（Squire, L.R.）の「陳述（的）記憶（生活記憶・知的記憶）」と「手続き記憶」の分類が有名である（Squire, 1987）。そして運動の記憶は，条件反射の条件づけなどとともに手続き記憶に分類されるということになる。また，タルヴィング（Tulving, E.）の分類もよく使われる。すなわち，①手続き記憶，②知覚的プライミング，③短期記憶，④意味記憶，⑤エピソード記憶，である。詳しい説明は，「科学」に掲載されているタルヴィングの総説を参照されたい。

1 記憶と学習の分子的基盤

　運動の「記憶」とか「学習」といったものを考える場合，基本的には，何らかの変化がニューロン・レベルで起こっていると考えられる。もっとも普通に考えられていることは，同じ強さの刺激に対して，ニューロンに大きなEPSP（興奮性シナプス後電位）を生じたり，その現象が長く続いたりすることである。そして，そのような変化を起こすことにもっとも寄与している場所はシナプスだろう，というのが，一般のコンセンサスである。いわゆる「シナプス効率」が変わるとする見方である。

　このシナプス効率が変わる原因として，① シナプス前末端から伝達物質が出やすくなったり，多量に出るようになったためと考えるシナプス前説と，② シナプス後膜にある受容体の感受性や数が増大すると考える，シナプス後説に大別して考えることができる。その他に，③ 筋細胞の肥大などにみられるように，ニューロンの形態的な変化を伴うもの——たとえば，新しい側枝の発生・発芽，樹状突起の枝の張り方の変化や，④ 膜そのものの変化，たとえば，膜定数の変化などが考えられる。ここではシナプス効率の変化によるとされる，長期増強（LTP）と長期抑圧（LTD）について取り上げることにする。LTPとLTDは現象的にはまったく逆な現象であるが，基本的な分子的基盤については，多くの共通性を有していると考えられている。ここでは主としてLTPについて考え，小脳の学習を理解するうえで必要になるので，LTDについては若干補足することにする。

▶ **長期増強（LTP）**

　LTPとはLong Term Potentiationの略である。神経線維を単発性に電気刺激をすると，シナプスを介して，ニューロンに興奮性後シナプス電位（EPSP）を起こすことができる。これをコントロールのEPSPと定義しよう。次にテタヌス刺激を加える。テタヌス刺激とは複数・高頻度のパルス（パルス列）で刺激する連発刺激のことである。そのときのパルス高，パルス幅，頻度，パルス数（テタヌスの時間）等は研究者によって変わっているが，なるべく標本として使っている場所のニューロンのバースト発射に近づけるような努力がとられている。

　LTPは最初は海馬で発見された。それ以前には神経筋標本の終板電位や脊髄運動細胞のEPSPで，テタヌス後増強（PTP；Post Tetanic Potentiation）という現象は知られていた。PTPの場合には，増強がみられる期間が3分前後とLTPよりはずっと短いものであったが，やはり記憶モデルとして研究されてきた経緯がある。LTPはPTPの増強期間が単に長くなったものなのか，あるいは別な機構が働いているのかは定かでない。また，LTPにも数時間から数日にわたるものもあり，これが，数十分のLTPと同一なメカニズムによるかどうかも，不明である。本節では運動野でみられたLTPについてまず述べることにする。

　図1-1は運動野において記録されたLTPである。図1-1IAで示されているコントロールのEPSPは30μA，1Hzの電気刺激を5a野に行って得られている。コントロール期間は少なくとも3分間以上あるもので実験している。続いて連発刺激（テタヌス刺激：200 Hz, 20秒）を行う。テタヌス直後はEPSPの減少がみられるが，すぐに回復し，続いて4分後には安定した増大期に入る。図1-1IBに示したEPSPでは192%の増大がみられ，約25分間，安定してその振幅が保たれている（図1-1II）。このようにして，39個のニューロンについて解析を行い，25個（64%）のニューロンでLTPがみられた。EPSPの増大率は117〜314%であり，平均は164.9±51.0%（n＝25）であった。LTPは5a野の刺激（9分の6の細胞；67%）でも，1〜2野の刺激（30分

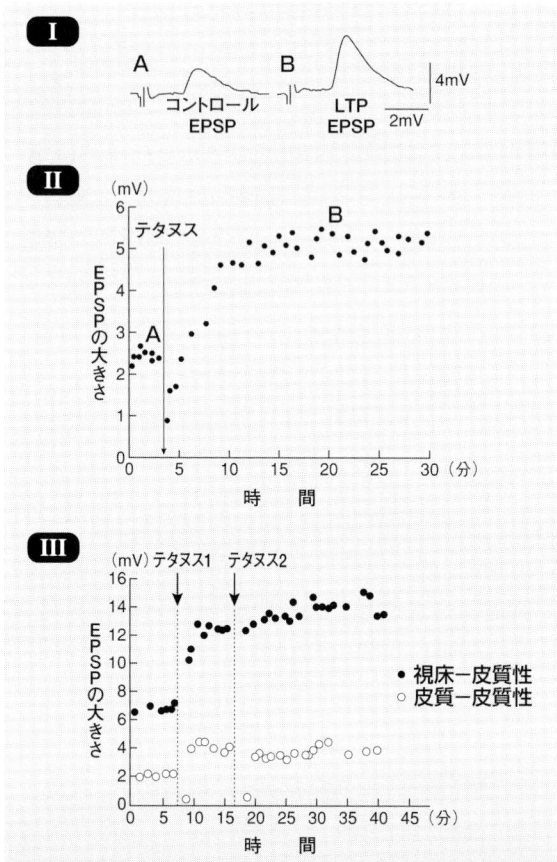

図1-1　ネコの運動野ニューロンのEPSPで生じたLTP
（Ⅱ；Keller et al., 1990, Ⅲ；Iriki et al., 1989）

Ⅰ；記録されたEPSP。A；テタヌス刺激を与える前のEPSP。B；テタヌス刺激を与えてLTPが生じて大きくなったEPSP。
Ⅱ；LTPの時間経過。
Ⅲ；連合性LTPの例。視床―皮質性線維と皮質―皮質性線維を同時に刺激すると、LTPが生じる。

の19の細胞；63％）でも誘発可能であった。入力抵抗が計測できた例では、その値は12〜23 MΩ（n＝15）にわたっていた。LTPを生じなかった14個のニューロンは5a野の刺激であった。LTPを起こした13個のニューロンに

ついてはバイオサイチンを細胞内に注入して，その位置と形を確かめることができた．9個は錐体細胞であり，4個は非錐体細胞であった．これらはすべて皮質のⅡ～Ⅲ層に位置していた．

一方，視床腹外側核（VL核）のテタヌス刺激ではLTPを起こすことはなかった（Iriki et al., 1989 ; Sakamoto et al., 1987）．しかし，視床からの入力と体性感覚野（SCx ; 2野）からの入力を連合させると，視床性EPSPについてもLTPを生じさせることができた．図1-1Ⅲはその例である．視床―皮質性（TC）EPSPと感覚皮質―皮質性（SCx）EPSPの2種類のEPSPについて試みられている．両EPSPとも4分間のコントロール期を経た後，テタヌス刺激（200 Hz, 20秒）をVL核と感覚野に同時に加える．するとSCxEPSP（○）では振幅が一時小さくなるが，すぐに増大に転じ，最終的にはコントロールの397±27.3％の大きさで安定している．VL刺激で誘発されるTCEPSPでは，テタヌス刺激直後から振幅は大きくなり，最終的には262±6.8％の大きさで安定した．この安定期間は約6分間であった．このようなLTPがみられるニューロンは運動野皮質のⅡ/Ⅲ層に位置していた．このSCxEPSPとTCEPSPの立ち上がり時間をみると，ほぼ同じであるので両者が生じるシナプスのつく部位は互いに近いことを示唆していた．

連合性EPSPは学習を考える際の脳内メカニズムとして重要と考えられてきた．浅沼らはこの連合性EPSPについて，彼らの実験にもとづき，次のように考えている．彼らの考え方を簡単に紹介しておこう．

運動が習熟されると，運動は早く，しかも滑らかに行われるようになる．このとき，皮質―皮質性のSCxEPSPによるLTPは視床―運動野性のシナプス伝達を促進するように働く．このような状態に達すると，仮に体性感覚野を剝離しても，学習された習熟運動は阻害されない（Sakamoto et al., 1989）．それというのも運動野においては学習により感受性が高まっているからである．ここで注意しておく点は，LTPが観察できたのはⅡ/Ⅲ層の細胞であったことである．こうした浅層性にある錐体細胞は，深部にある錐体細胞の出力を修飾していると考えられる．

一方，小脳のところで述べるように，小脳のプルキンエ細胞のシナプスには長期抑圧（LTD；Long Term Depression）と呼ばれる現象がみられる。これはLTPとは逆の現象で，長期にわたってシナプスの効率が落ちる現象である。このLTDは小脳の運動学習を制御するに際して重要な働きをしていると考えられている。

▶ LTPの物質的基礎

　現在では，このLTPとLTDはともに記憶と関係するということで，盛んに研究されている。とくに海馬での研究結果は膨大な数にのぼる。しかし，ここでは，運動の学習や記憶を理解するうえで必要とされる最低限の記述だけに留めることにする。まず，LTPから説明していくことにしよう。

　長期増強（LTP）が起こる原因は，大別するとシナプスの前の部分で起こるシナプス前性説と，シナプスの後部に原因を求めるシナプス後性説に分けることができる（**図1-2**）。その各々について，図に添って説明していこう。

　シナプス前性の場合について考えると，最終的にはシナプス末端から放出される伝達物質の量が増すということである。この量が増すのには，① 放出されるシナプス小胞の数が増しているのか，② 1個の小胞に包み込まれている伝達物質の分子数が増すかであるが，通常のシナプス前説では，実験の結果にもとづき ① の場合を考えている。② のようなケースも報告されているがまれである。ではなぜ，放出されるシナプス小胞の数が増すかについては，その詳細については未だ不明の点が多い。現在，わかっていることはCa^{2+}がシナプス端末に流入することが必要だということである。その後のステップはいろいろ可能性としては考えられている。しかし，その中でもタンパク質のリン酸化は重要な点である。その際の考えられているタンパク質としては，合成酵素，Ca^{2+}チャネルに関与しているタンパク質，などである。これらが最終的には伝達物質の放出を促進するということになる。

　シナプス後説もCa^{2+}の流入が重要である。これがタンパク質のリン酸化を起こし，「生理的効果」を表すという図式になることはシナプス前説と変

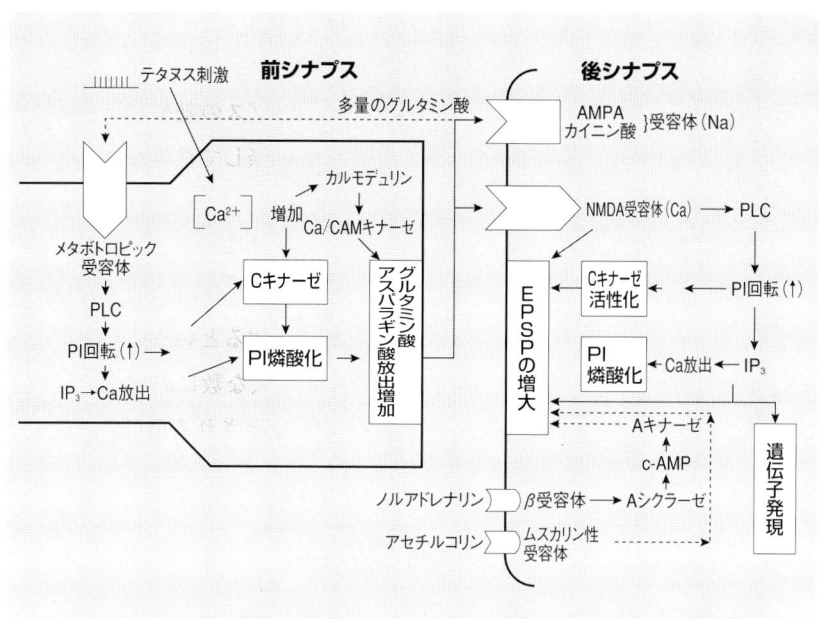

図1-2 LTPの分子的基礎

Ca^{2+}をはじめとする細胞内メッセンジャーの働きは，基本的にはシナプス前性でもシナプス後性でも変わらないと思われる。

わらない。この「生理学的効果」なるものがきわめて多彩である。その中でも，LTPを起こす可能性のあるものとしては，① Gタンパク質にみられるような，受容体チャネルと関係したタンパク質，② 電圧感受性チャネル（K^+やCl^-チャネル）のタンパク質や，それに関与するタンパク質などが考えられる。①の場合であれば受容体の感受性を増大したり，活性化することにより，大きなEPSPを生じさせる。②の場合であれば入力膜抵抗を増す方向に働けばEPSPが大きくなりLTPが起きるということである（しかし，現在では，どちらかというと，否定的である）。

次に長期抑圧（LTD；Long Term Depression）について簡単に説明しておこう。LTDは伊藤ら（1982）により小脳の苔状線維のEPSPについて初めて見出された。この際，重要なことは**図1-3**に示すように，登上線維からく

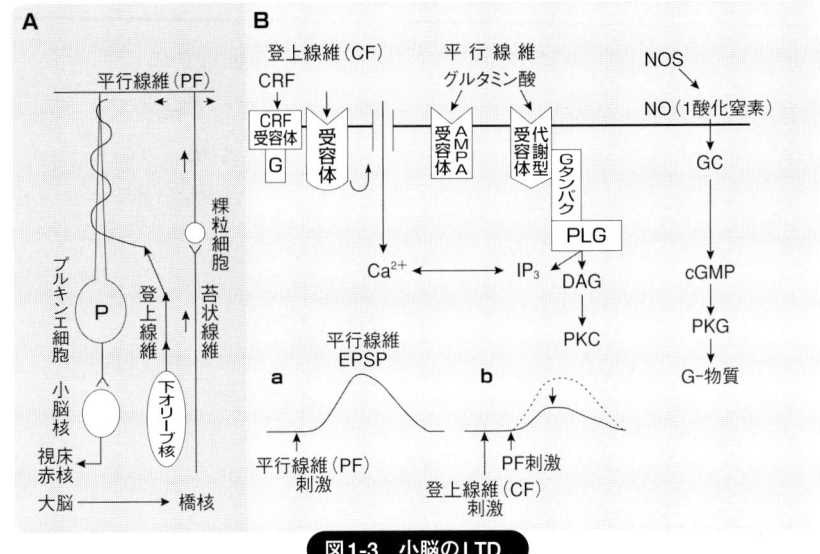

図1-3 小脳のLTD

る信号と同期しなければ，苔状線維によるEPSPはLTDを起こさないということである。苔状線維（または平行線維）だけに単独でテタヌス刺激を加えても（図1-3のa），あるいは，登上線維だけに単独でテタヌス刺激を与えても（図には示していない），LTDはみられなかったということである（伊藤，1991）。すなわち，LTDを起こすには，苔状線維と登上線維がほぼ同期して刺激されることが必要となる（図1-3のb）。しかし，同期のタイミングの条件はそれほど厳しいものではなく，250ミリ秒くらいのずれがあってもよいとのことである（伊藤，1991）。あるいは，平行線維刺激が登上線維刺激より20ミリ秒先行してもよいし，逆に登上線維刺激が平行線維刺激に375ミリ秒先行してもよい。このことは，登上線維による大きな脱分極のためと考えられている（Ekerot & Kano, 1985）。このことは，複雑スパイクが安静時で1〜2Hz，活動時でも高々8Hz前後であることを考えると，理にかなったことといえる。しかし，誤差信号は条件刺激の後にくる必要があると指摘されており（Schreus & Alkon, 1993；De Schutter, 1997参照），問題が残る。また，最近になり，平行線維だけでも強く刺激すれば，LTDが起こることが

わかり（Hartell, 1996），小脳におけるLTDの役割も見なおす必要が生じている。

それはさておき，苔状線維—平行線維系によって生じるEPSPの伝達物質はグルタミン酸とされる（Ito et al., 1982；伊藤，1991；Ito, 2001）。これに登上線維と同期させてテタヌス刺激を加えると，誘発されるEPSPは小さくなる。このとき，細胞外から電気泳動的にグルタミン酸を与えても，グルタミン酸に対する反応は小さくなっており，感受性が低下していることがわかる。これは，グルタミン酸受容体に何らかの変化が生じたためと考えられる。その他に，プルキンエ細胞内にCa^{2+}の上昇は重要で必要条件であることも示されているので，細胞内Ca^{2+}が何らかの形でグルタミン酸受容体の感受性の低下（脱感作）を促進していると考えられる。このCa^{2+}は最初には膜電位依存性Ca^{2+}チャネルが開き，細胞外から流入すると考えられる。しかし，プルキンエ細胞のグルタミン酸受容体には，NMDA型受容体はないとされるので，関係するのはAMPA型受容体だろうとされる（Yoshioka & Kuba, 1999参照）。そして，このAMPA型受容体・タンパク質のリン酸化がシナプスの可塑性に重要なこともわかってきている（Raymond et al., 1993）。一方，メタボトロピック受容体の活性化は，前の図（**図1-2**）で説明したように，細胞内伝達系，IP_3等を介して，タンパク質のリン酸化が起こり，グルタミン酸受容体の感受性の変化（低下）がもたらされるものと考えられる。

ところでグルタミン酸受容体にはいくつかのタイプがある。大別すると，イオノトロピック受容体とメタボトロピック受容体である。メタボトロピック受容体に関しては，そのうちでもmGluR1というサブタイプの受容体がLTDの発現に強く関与されることが明らかにされた（平野，1994参照）。mGluR1はGタンパク質結合型のメタボトロピック受容体であり，グルタミン酸投与により，**図1-2**に示したように，Ca^{2+}やIP_3，ディアシルグリセロールの上昇，それに伴うタンパク質のリン酸化，そして最終的にはLTDを起こすとされる。この他に，サイクリックGMP（cGMP）の上昇がNOを生産することも知られている。まとめると，細胞内のCa^{2+}の上昇，IP_3の上昇，

Cキナーゼの活性化によるタンパク質のリン酸化によりLTDが起こると考えられる。

　近年は，遺伝子レベルの研究も盛んになった。たとえば，LTDを起こすと直早期遺伝子であるc-fos, fra-1, fos B, jun B, jun D, zif/268, c-myc, NGFI-Bが発現するが，AMPA投与でも出るので，LTDに特異的とはいえない。また後期遺伝子ではBDNF mRNAはLTD特異的に，NGF mRNAはAMPAでも出現する（柚崎，1993）。その他特定の酵素なりタンパク質を作る遺伝子を破壊して，それらの物質が欠乏したマウスを作ることが出来る（ノックアウト・マウス）。そして，そのマウスの行動実験や学習能力，LTPの生起に対する影響が調べられるようになっている。そうした物質でLTPの生起に影響するとされるものに，シナプシンI, II, BDNF（Brain-Derived Neurotrophic Factor），プリオンタンパク質，t-PA（tissue Plasminogen Activator）などが知られている（Chen & Tonegawa, 1997）。

▶ LTPに伴う形態の変化

　テタヌス刺激を加えてLTPが生じたときに，シナプスにも形態学的の変化が起こっているとされている。図1-4はそれらの可能性のいくつかを模式的に示したものである。

　LTPにより，シナプスの形は色々に変わるが，図1-4Aでは，LTPによりスパイン（棘）が膨張する例である。図1-4Bではシナプスの前膜と後膜が互いに凸と凹の関係になり，陥入しあった例である。この場合シナプスには接触面積も広くなり，より多くのシナプス小胞の放出が可能になると考えられている。図1-4Cではシナプス後膜がシナプス前膜に深く陥入した例である。この場合も放出面積が広くなったと考えられている。図1-4D，Bはシナプス前の終末端にあるシナプス小胞の分布が変わる例で，図1-4Dではシナプス小胞が全体的に放出部位近くに移動し集積された場合であり，図1-4Eではシナプス小胞でも，カルシウムを含むものが多くなった例である。その他に樹状突起などに形成されるシナプスの数が増えたり，形が変わると

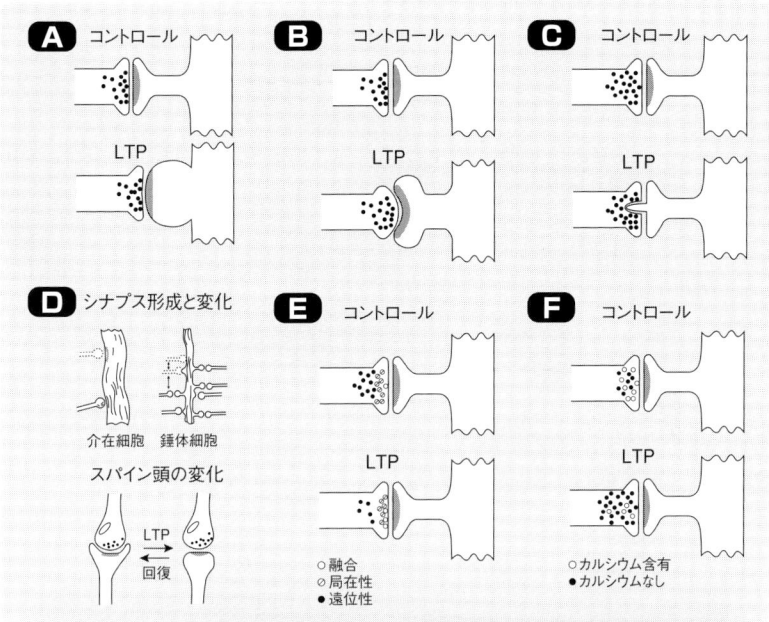

図1-4 LTPによるシナプスの形態的変化 (Wallace et al., 1991)

A；スパイン（棘）の膨張。B；シナプス前膜とシナプス後膜の変化。C；シナプス前膜と後膜で陥入が起きた場合。D；新しいシナプスとシナプス頭の変化。E；シナプス小脳は減少するが，終末端の膜近くに集まった例。F；シナプス小胞が増えた例。

共に，シナプス頭の周囲長が短くなったりする例も見出されている。これら形態的な変化が本当に生理学的な意味を持っているのか，単なる変性的・病的な変化なのかを見極めることはなかなか難しい。そのためには，その他の実験結果とも突き合わせながら決めていかなくてはならない。ただ，最近になり，2光子励起法の出現により，スパインでもキノコ型のものは働いているが，薄いスパインには受容体（AMPA型）がなく，したがって，働いていない可能性も指摘されている(Matsuzaki et al., 2001；Marrone & Petit, 2002)。

2 運動野での記憶と学習

本章では運動の記憶と学習について運動野で行われた研究について紹介する。このうち運動野ニューロンでみられる長期増強については,「細胞レベル」での学習ということですでに述べた。ここでは神経回路網を基盤とした,慢性実験の結果について述べることにする。そのとき,運動野に関する最小限の解剖学的な知識が必要となるので,まずそれについて述べることにする。

▶ 運動野からの出力系

運動野の出力細胞は第V層に位置する錐体細胞である。出力系としては皮質脊髄路,皮質網様体路,皮質赤核路,皮質橋路等があるが,中でも皮質脊髄路,とりわけ外側皮質脊髄路(錐体路)が重要である。この下行路は延髄錐体を通過した後,反対側に交叉して(錐体交叉),主として反対側の四肢筋のうち,遠位筋と呼ばれる筋肉を支配する(たとえば,手指筋や前腕の筋群)。この皮質脊髄路ニューロンの線維は脊髄運動ニューロンに直接終わることから,直接経路ともいわれ(Kuypers;Porter & Lemon, 1993参照),四肢の精密な運動に重要である。一方,網様体脊髄路を介する,大脳皮質―網様体―脊髄のルートは間接経路と呼ばれ,主として近位筋群(肩帯,腰帯)や躯幹筋群を両側性に支配する。脊髄の腹側を通る下降路はほぼこれに属する。皮質橋路の線維(19×10^6本)は数量的には皮質脊髄路(1×10^6本;その他に脳幹に終わるのが1×10^6本)をはるかに凌駕するが,橋核が頭蓋内の最深部に位置していることもあり,ニューロン活動の記録が難しく,その

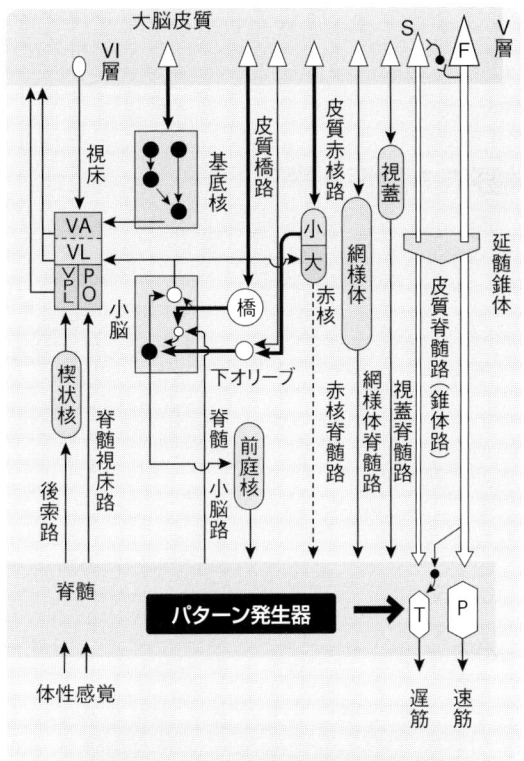

図 2-1　運動野からの出力系の回路図

機能はほとんどわかっていない。数少ない実験結果から推察する限り，橋核ニューロンは小脳ニューロンよりは大脳皮質ニューロンの性質を強く帯びているようである（Matsunami, 1986；松波と内藤，2000参照）。皮質視床路は運動野のVI層にその出力細胞を持っている。皮質の内にあっては第I層のカハール・レチウス細胞に次いで，個体発生的には古いニューロンになる（図2-1）。

しかし本稿の「運動の記憶」を記述するにあたり重要になることは，運動（領）野からの出力系よりは，むしろ皮質内の配線結合である。図2-2はそれを強調して示したものである。

図に添ってポイントを絞り説明していこう。図中には灰色の太線で示され

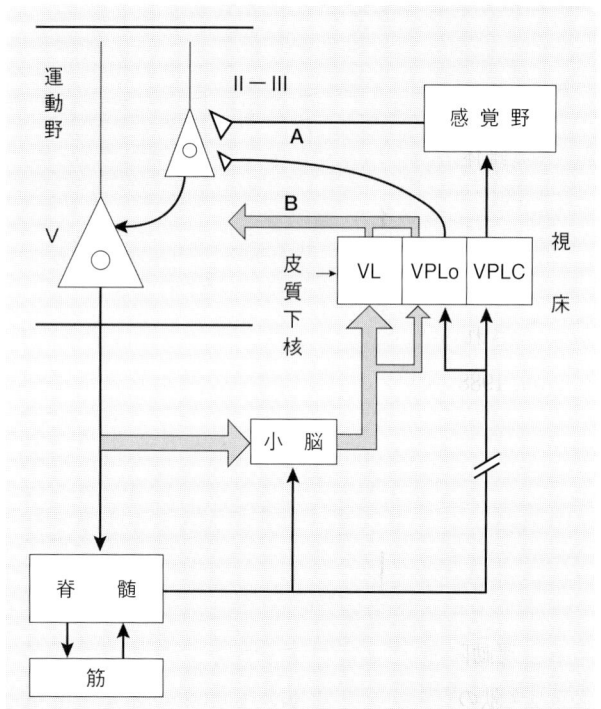

図2-2 運動学習に関わる大脳皮質―末梢回路（Asanuma & Pavlides, 1997）
視床の腹側外側核からの神経線維は瀰漫性に運動野（A，B）に投射している。運動司令はVL核からくる。したがって，運動学習の前は（A，B）共に活動する。しかし学習が進むにつれて，太線の経路だけが強く働くようになる。

た経路と黒い線で示された経路とがある。前者はネコなどで明らかにされたいわゆる小脳―VL核を介する「古典的」な経路である。運動遂行についてはもちろん大切な経路であるが，従来から知られていることでもあり本稿ではこれ以上は述べない。黒線で示される後者の場合が本稿で取り上げる浅沼広ら（1988, 1989）のPreferential Bias Theory（選択的バイアス説）を説明するのに重要になる回路である。これは金子ら（1994）により明らかにされた研究結果である。彼らの場合はサルとネコの実験にもとづいている。

　脊髄から運動野に戻る感覚性の帰還信号について考えよう。この場合，脊

髄に入った感覚信号は後索と脊髄視床路を上行し，視床のVPLc核とVPLo核に入る。VPLc核に入ったものは第1次体性感覚野を経て運動野に投射する。これは教科書的な投射経路になる。それに加えて，本稿ではとくに運動野のII/III層にある錐体細胞が一つの大きなポイントになる。これは先に述べたが，運動野ではLTPがII/III層の錐体細胞に生じているからである。

　この他に注目すべき点としてはVPLoから運動野に直接投射する系があるということである。これにより運動野→脊髄→筋→脊髄→視床→運動野という閉ループが完成される。このループは，浅沼によるPreferential Bias Theory（Asanuma, 1988,1989）にとって重要であることは後の記述で判明する。その前にまず脊髄を上行する感覚信号を運ぶ経路のうち，脊髄後索について話を進めよう。教科書的にいえば後索は深部知覚を運ぶ経路とされる。脊髄後索の機能障害として臨床的に知られている病気に，梅毒による脊髄癆があり，いろいろの脊髄症状が出る。その中でよくみられる症状は，関節の過伸展と，歩いているうちにいつの間にか下駄が脱げてしまっていた，といった症状である。運動障害は気づかないか軽微である。ウォール（1970；Asanuma, 1989の文献の頁参照）によれば後索の障害として，空間識失調や物体の手操作が下手になることなどが挙げられている。一方，サルの実験では，行わせる課題を難しいものにすると，後索切断の障害が強く現れてくる（Asanuma & Arissian, 1984）。

　サルの眼前に水平に回転する円板を置き，円板の縁に沿って，等間隔に穴を穿ち，そこに餌を入れておく。サルはこの穴から拇指と人差指を使って餌を取り出すわけなのだが，後索を切断すると，この運動が拙劣になり，円板が早く回転するにしたがって，だんだんと餌をうまく取り出せなくなっていく。仮に今，取り出す成功率が50%であれば，その回転速度では餌が取り出せたという基準（クライテリア）を作り，回転速度を目安に，脊髄後索の切断に伴う運動の劣化と，それからの回復を数字として表現することが出来る。まず，術前（コントロール）では1秒に0.5～0.6の回転であれば餌は取り出せる（0.5～0.6回転/秒）。それが術後直後は，取出し可能な回転速度は約

0.18回/秒と遅くしなければならない。それが，術後日が経つにつれて，劣化していた運動は改善され，1週間も経つと約0.35回となり2週間後には約0.4回転/秒と，コントロールの約80％のレベルにまでに回復する。しかし，それ以後は目立った改善はみられていない。この後索切断と似たような症状が，体性感覚野にムシモールを注入した際にもみられている（Hikosaka et al., 1985）。ムシモールを注入すると，指使いが拙劣になり，ぎこちない指の動きをみせるようになり，穴に入れられてある餌を取り出すことが出来なくなる。しかし，ムシモールの局所注入による運動の劣化は，その回復が早く，次の日にはほとんど症状がみられていない。付け加えれば，脊髄への感覚が入力する後根を，広範囲に切断しても，サルはほとんど不自由なく上肢を使うことができることは古くから知られていた（Mott & Sherrington, 1885；Asanuma, 1989の文献の頁参照）。これは首の回転運動についても同じで，首の脊髄（頸髄）に入ってくるすべての後根を両側性に切断し，感覚を遮断しても，首は自由に動かせる。また，目標位置を決めておいて，外から外乱に与えても，あらかじめ決められた目標位置（角度）まで正確に首を回転することが出来た（Polit & Bizzi, 1979；Asanuma, 1989の文献を参照）。この結果の解釈は，感覚のフィードバックがなく，中枢性に脳から出力される「運動司令」だけでも，ある程度正確な運動は可能であるということを示したことで反響を呼んだ実験であった。しかし，指使いなどにみられるように，精密な運動をさせると感覚性のフィードバックが不可欠であることは，浅沼とアリシアン（1984）および彦坂ら（1985）の実験は示していることになる。

▶ Preferential Bias Theory

　ここでPreferential Bias Theory（選択的バイアス説；Asanuma, 1988, 1989）について説明しておこう。サルを椅子に座らせる（サルの前には円板がある）。円板の縁には穴がある。穴の中に餌を入れておき，この円板を回転させる。餌が近づいてきたら腕を伸ばしてこの餌を指を使って取り出して食べるように訓練する。ただし，サルは餌が手の届く範囲に来るまでは手をじっと所定

の位置に保っていなければならない。そして餌が取れる位置に来たら素早く手を伸ばして餌を取る。さもないと餌は過ぎ去ってしまう。円板は回転しているので、サルはいつも餌を注意しタイミングを計らなければならない。サルが十分にこの運動課題をマスターしたら、記録装置を頭蓋に取り付けて、運動野からニューロン活動を記録した。図2-3は記録された運動野ニューロン例である。

　このニューロンは、餌が乗せてある円盤が回転し出すと、活動が徐々に高まるニューロンである（B‐ニューロン；biased‐細胞）。しかし、円板を逆方向に回転したのでは、この徐々に高まる活動は普通はみられない。そして餌が至近距離にきて、手を伸ばす運動をすると急激な活動を示した。こうしたB‐ニューロンは、記録した運動野ニューロン227個のうち23個で見出されている（約10％）。このうち4個（23分の4）は回転方向を逆にしてもやはり緩徐な活動の高まりをみせるものであった。そしてこの緩徐なニューロ

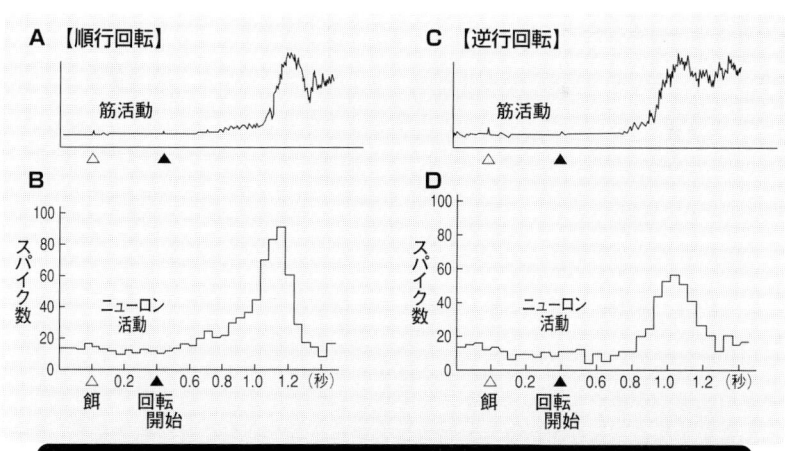

図2-3　Preferential Bias Theory（Favorov et al., 1988）
サルに回転する円板上の餌を取らせたときの運動野のニューロン活動。A, B；順行回転、すなわち円板上の餌がサルに近づいてくる。筋活動（平均加算EMG）は高まり（A）、ニューロン活動も運動前から漸増し、腕の運動直前から大きな活動が起こる（B）。C, D；逆行回転のとき。運動前の活動には漸増がみられない。

ン活動の高まりは，後索を切断したサルではみることが出来なかった。このことは，サルが餌に注意を集中している期間中には，末梢から運動野に向かって感覚性のシグナルが送られ，また筋肉に信号を戻している考えられた。これを浅沼はPreferential Bias Theoryと呼んだわけである。このとき，末梢と中枢の間のに形成される閉回路には信号が循環しており，その際に使用される上行性の回路が脊髄後索─視床VPLo─運動野であるとされた（Asanuma, 1989）。

ところで，運動は訓練をするとうまくなるが，これは脳のどこで起きるのだろうか？　中枢だと考えれば，シナプスのあるところは，いたるところその可能性のあるということになるわけだが，浅沼は彼らの研究から，感覚野からくる求心性線維が運動野のII/III層の錐体ニューロンに作るシナプスにその可能性を求めている（図2-2参照）。それは，そこのシナプスがLTPを起こす，つまり学習や記憶に向いているからということよって説明している。このシナプスの可塑性についてはすでに「分子基盤」のところで述べてあるので参照されたい。

ところで，浅沼のPreferential Bias Theoryと関連して，述べておかなければならない点は次の2つである。一つは浅沼もその著書（70頁，1989年）で引用しているが，readiness potential（準備電位，または，CNV；contigent negative variation；Kornhuber, 1974）との類似である。準備電位の発生部位は運動野のみならず，その他の大脳皮質も関与しているので，浅沼が観察した，運動に先行して活動するニューロン活動（B-ニューロン）と同じものを見ているかどうかはわからないが，その可能性は高いだろう。2つ目としては，エヴァーツと丹治（1974；Porter & Lemon, 1995の文献を参照）が観察した「set」ニューロンである。これは同じものを観察している可能性が高い。ただし，両者で異なる点は筋活動があるとするかないとしているかの点である。浅沼は緩徐な筋活動があるとしており，一方，エヴァーツと丹治は筋活動はみられなかったとしている。

▶ 運動野ニューロンでのオペラント条件づけ

　浅沼などの実験でみられた，ネコが獲物を狙っていたり，サルが餌が近づいてくるのを待ち構えているときに，運動野のニューロン活動や筋活動が高まることは，常識的にみて納得できることである。英語ではattention（注意），alertness（注意，油断しない），viligent（very alert）という言語で表現される状態である。この注意の状態では，大脳の広範囲な部分で活動は高まっていることが知られている。問題は，第1次領域のニューロン活動が注意によって活動が高まるかどうかである。たとえば第1次視覚野のニューロン活動は注意の影響を受けないのではないかとされてきたが，最近では弱いながらもあることがわかってきている。

　これを第1次運動野のニューロンについてみたのがフェッツとベイカー（1972）の実験であるといえるだろう。そのために，ニューロンのオペラント条件づけという手法を使っている。

　ここで少し話がそれるが，オペラントおよびオペラント条件づけについて少しふれておくことにする。まずオペラント条件づけを理解するために参考となる2つの著書を挙げておくが（Raynolds, 1975；岩本と高橋，1988），とくにレイノルズ（1975, 浅野訳）を参照されたい。まず，オペラント（an operant）であるが，これは「環境に同じ変化をもたらすような行動のクラス（a class）である」と定義されている。これだけだとわかりづらいが，例としてスイッチを閉じる行動を考えてみよう。そのとき，スイッチを閉じるためには，足で押してもいいし，くちばしで押しても，頭で押してもいい。「……その他いかなる身体部位，いかなる動作によってスイッチが閉じられても良い……」ということになる。

　ところでオペラントの特徴は何かというと，オペラントは勝手に出現する（emitされる）という特徴をもっている。「犬は歩き，走り，戯れる。鳥は飛び木から木へ渡り……」，これらには，特定の誘発刺激はない。したがって，刺激があって引き起こされる反応（レスポンデントな反応）とは対照的な反応になる。そして，オペラント条件づけとは，「新しいオペラントの形

成や，すでに存在しているオペラントの出現頻度を強化刺激によって選択的に増大させる」，ということになる。ただし，オペラント条件づけでいう「刺激」とは，広く環境と定義されていることを注意しておこう。そしてその「環境」には，強化刺激，誘発刺激，弁別刺激，中性刺激が区別されている。

通常，オペラント条件づけとは動物の行動を基にして記述されているが，それが単一ニューロンという，ニューロンレベルでも可能であることを示したということでフェッツとベイカーの実験は大きな意味があった。単純に結論から先にいえばオペラント条件づけにより運動野ニューロンの発射頻度を変えさせることができたということである。彼らの実験結果を紹介しておこう。

図2-4では，同じ電極から記録された大，小2つのユニット（ニューロン活動）の結果である。大，小のユニットは左上にそれぞれ示されている。オペラント条件づけをかける前の平均の発射頻度は大きなユニットでは6.7ス

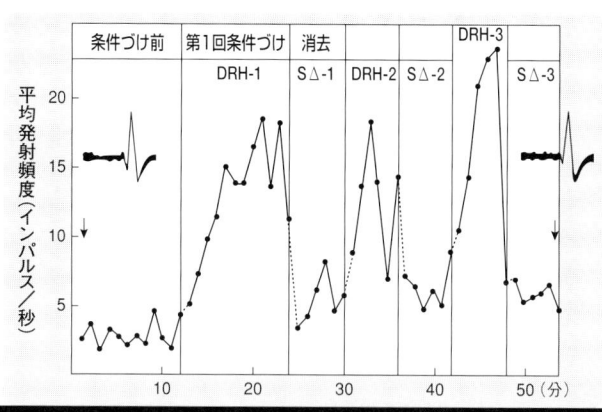

図2-4　運動野ニューロンのオペラント条件づけ（Fetz & Baker, 1976）

ニューロンの発射頻度が増すと，サルは報酬が得られる。DRH；高頻度分化強化。DRHの期間に条件づけによりニューロン活動が高まっている。条件づけ実験の前と，条件づけ後とでの活動電位の形を示しているが，変わっていない。したがって50分間にわたり，同一ニューロン活動を記録した証拠となる。

パイクス/秒，小さなユニットでは7.1スパイクス/秒である。第1回目の高頻度分化強化（Differential Reinforcement for High Rate-1；DRH-1）を行うと，両ユニットとも発射頻度の増加を示し始める。とくに条件づけの後期で増えており，条件づけができてきたことを示している。次いで第1回目の消去期（SΔ-1）に入ると，発射頻度はコントロールレベルに戻っている。次いで2回，3回，4回の条件づけ（DRH-2, DRH-3, DRH-4）と消去（SΔ-2, SΔ-3, SΔ-4）を交互に繰り返すが，いずれの場合においても発射頻度の増大と減少を繰り返すのがみられる。すなわち，2つのユニットは平行して共に条件づけの形成と消去が繰返し行われたことを示している。このとき，筋電図でみると，ユニットの発射の増加に伴い，多くのユニットでは筋電図の活性化が伴っている。

▶ 運動野ニューロンのパブロフ条件づけ

運動野のニューロンについては，パブロフの条件づけも成功している。使われた条件反射はネコの瞬目反射（瞬き反射）である。条件刺激（CS；conditioned stimulus）は音である。そのとき，与える無条件刺激（US；unconditioned stimulus）によって次の3つの行動をネコに引き起こすことができる。① 瞬目反射の他に眼輪筋と眼瞼挙筋の活動を伴うもの。② 純粋に瞬目反射だけのもの。③ 鼻に皺寄せを行うものである。最初の2つの行動は眉間に軽い殴打を与えることによって起こすことができる。最後の鼻に皺寄せはアンモニアを含む空気を鼻先に吹きつけることで起こしている。

図2-5Aは記録されたユニットでの条件づけの例である。上から瞬きと鼻の皺寄せの起こった場合（B），瞬きだけの場合（E），鼻の皺寄せの起こった場合である（N）。いずれの場合でも条件づけが起きているが，それには特異性がみられる。すなわち，(E)の純粋に瞬きだけを起こしている場合には，条件づけがユニットでよくみられるのは，瞬きの場合だけであり，他の行動を起こさせるようにしたときには，あまり条件づけされていない。これは瞬きと鼻の皺寄せ（B）や鼻の皺寄せだけ（N）の場合についても同様

図2-5 ニューロンのパブロフ条件づけ (Woody, 1982)

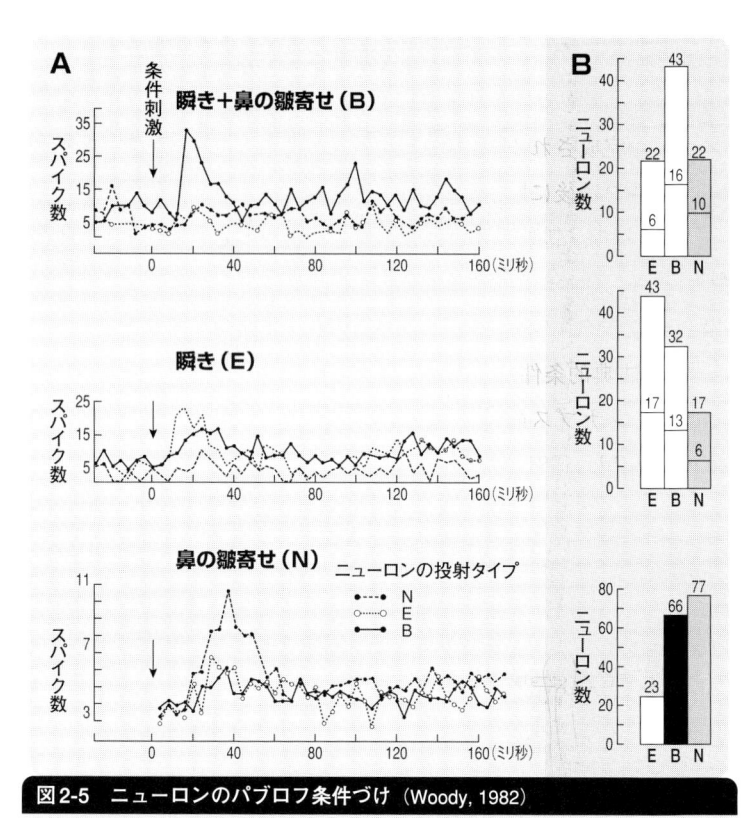

A；条件刺激を加えたときのニューロンの反応。上から瞬き＋鼻の皺寄せ（B），瞬きのみ（E），鼻の皺寄せ（N）で条件づけをした場合。それぞれの条件で条件づけを行ったときに，そのときの条件づけに対してもっとも強い反応を起こす。また，記録されるニューロン数もそのときの条件のものがもっとも多い（右欄；B）。

である。

このようにして記録したユニットについて，その記録部位で脳内微小刺激で行ってみた結果が図2-5Bである。鼻の皺寄せと瞬きを起こしたユニットの記録部位で刺激すると鼻の皺寄せと瞬きの両方を起こす場合が多くて，瞬きだけとか鼻の皺寄せだけが起こる場合は少ない。瞬きだけに関係するユニットや鼻の皺寄せ方に関係するユニットについても同じで，瞬きだけに関係

するユニットでは，瞬きを起こす確率が大きい。

そして，この条件づけについてはまた以下のような特性がみられている。① 条件づけが完成されると，条件づけに応答するニューロンが増してきている。② 条件づけ後に脳内刺激を行うと，弱い電流でも筋収縮が引き起こされる。すなわち，刺激閾値が小さくなって，興奮しやすくなっている。③ 膜定数が変わっている。④ 顔面運動神経核ニューロンでも細胞内通電に対する閾値が下がっている——といったことが解明されている。

もう一つ，古典的条件づけの例を紹介しておこう。こちらの古典的条件づけの場合は，シナプスのつく位置が変わっていることが報告されている（Tsukahara & Oda, 1981；塚原，1983, 1985も参照のこと）。次にこの塚原と

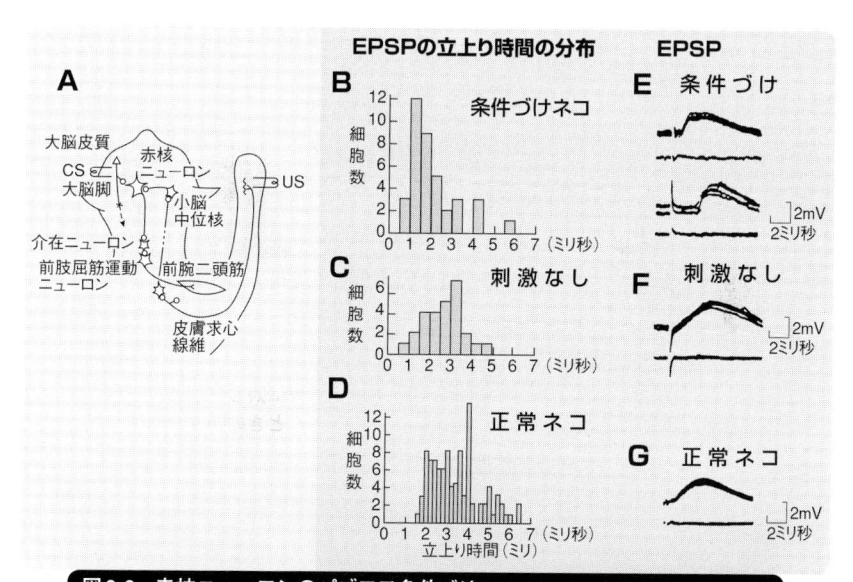

図2-6 赤核ニューロンのパブロフ条件づけ
（A；Tsukahara et al., 1981，B～G；Tsukahara & Oda, 1981）

A；実験のパラダイムを示す。条件刺激（CS）は大脳脚の電気刺激。無条件刺激（US）は前肢皮膚の電気刺激。
B～D；EPSPの立上り時間のヒストグラム。B；条件づけしたネコのEPSP。C；US刺激なしのコントロールEPSP。D；正常ネコのEPSP。右欄（E～G）には，それぞれの条件下のEPSPの形を示している。

小田（1981）が実験した条件づけについて説明していこう。ネコを使い古典的条件づけを行う（図2-6）。その際，条件刺激（CS）としては大脳赤核線維を刺激する電気刺激が用いられ，無条件刺激（US）としては前肢に電撃を加える。そうしておいてから，条件づけをしなかったネコと，条件づけをしたネコの赤核細胞から，細胞内記録法によりEPSPを記録した。すると，条件づけしたネコから記録したEPSPのほうが，立上りが急峻であった（立上り速度が大きい，つまり興奮性が高い）。これを引き起こす可能性として考えられることは，樹状突起の先端のほうに位置していたシナプスが，樹状突起の根元のほうなり，細胞体近くのところにまで移動してきたということである。もう一つの可能性は，新しいシナプスがそれらの場所に形成されたということをうかがわせるものであった。塚原らはその後，電子顕微鏡の手法なども取り入れた，さまざまな実験を行い，このシナプスの新生が萌芽形成（sprouting）によるものであろうと結論している。すなわち，樹状突起の先端部分にシナプスを作る神経が枝を出してきて，それが樹状突起の幹や根元のほうにも伸びてきてシナプスを作ったということである。このため，EPSPはあまり減衰することなく細胞体まで伝わり，立上りの急峻な大きなEPSPが記録できるわけである。これに加えて，前肢の屈筋神経と伸筋神経をつなぎ変えるという，いわゆる，神経交差の実験も行っている。すると，赤核にくる神経線維のシナプスのつき方が変わってきたと報告している（塚原，1983, 1985参照）。

　ところで，こうした変化は運動野よりはむしろ体性感覚野のほうでよく調べられていた。たとえば，体部位再現が末梢神経の切断等によって変化することは広く認められていた（Kaas, 1991；Merzenich & Jenkins, 1993；Weinberger, 1995）。運動野においても，末梢神経を切断すると，体部位再現が変化することが報告されている（Donoghue et al., 1990）。また，運動の熟練には末梢からの感覚入力が必要であることもわかっている。たとえば，先の彦坂ら（1985）の実験にもみられるように，サルが指を使って餌入れから餌を取り出すように訓練しておき，体性感覚野にムシモール（抑制性の伝

達物質のGABA作動薬）を感覚野に微量注入すると，餌が取り出せなくなる。あるいは，ネコで体性感覚野を破壊しておくと，餌入れから餌を上手に取り出すような運動課題が出来なくなり，餌を下に取り落としてしまうということなどがみられる。しかし，いったんこの運動課題をマスターしてしまえば，その後で体性感覚野を破壊してみても，目立った障害は観察されず，学習した運動の技巧は保たれていた。

▶ フィールド電位と運動学習

1つのニューロンの活動電位を細胞外記録法で記録したものを単一細胞活動，またはユニットという。このユニットを長時間にわたって記録することは大変困難である。ましてや，サルが運動を学習し上手になっていく過程で，ニューロン活動がどのように変化していくかを数日間，数週間にわたって観察することは，ほぼ不可能といってよい。しかし，ニューロン活動の集合電位であるフィールド電位ならこれが可能である。この方法を使って，サルが運動学習を習熟するにつれて，運動野のフィールド電位がどのように変化していったかを示したものが図2-7である。これをみてみると，最初の第Ⅰ期（訓練2日目）ではサルの行動は訓練前とほとんど同じである。単にレバー

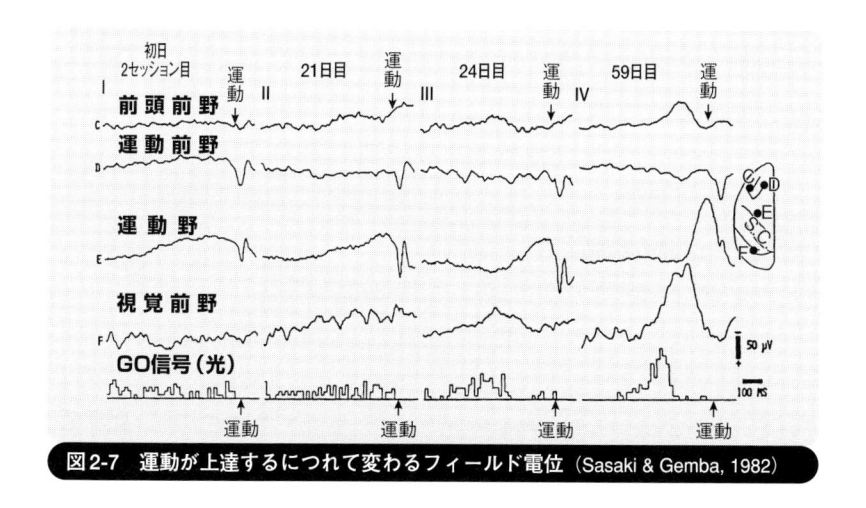

図2-7　運動が上達するにつれて変わるフィールド電位（Sasaki & Gemba, 1982）

を自己のペースで上げるだけである。しかし，運動前電位は出ている。この図は運動開始で加算しているので視覚の刺激に同期する信号はあまりよくみえていない。しかし，刺激を基準にして加算すると，すでに50μV程度のものは現れている。つまり，コルンフーバー（1974）のBereitung Potential（準備電位）はよく出ているということになる。第II期（数週間後）になるとs-P，d-N成分を持つ運動前電位はずっと大きくなる（s-Pとは浅層で陽性，d-Nとは深層で陰性ということで，深い層に活動部位があることを意味している）。しかし，運動の起こり方は依然としてランダムである。しかし，運動野では漸増する電位がはっきりしてくる。このとき，サルは光刺激に注意を払うようになり，それが持つ意味もわかり出してくる。そしてIII期である。III期は突然に始まり，1日にして成功するようになる。III期が起こるのは3～8週後である（サル14匹の平均）。この時期になるとs-P，d-Nのフィールド電位は明瞭になり，その潜時は運動野で約40ミリ秒である。

　運動前野でもフィールド電位が大きくなるのがみられる。また，前頭前野，視覚前野では視覚刺激で加算すると大きな電位（このサルでは150μV以上）が生じている。しかし，運動開始を基準にして加算したこの図ではあまりよくみえていない。さらに数週間後に最後の第IV期になる。IV期は運動が習熟に達した時期である。運動に素早くなり，誤りもほとんどしなくなる。運動前電位の後の急峻な成分がはっきりとしてくる。この電位は小脳を介する視床—皮質投射によるものである。視覚前部でも電位は大きくなっている。サルにより体性感覚部にも電位をみることがある。

▶ **連続する運動の学習**

　日常遭遇する運動というものは，結構複雑である。ピアノでメロディを弾こうと思ったら，まず人差し指，次に中指，小指，中指，親指……と一連の指の運動が続く。こういった少し複雑な運動には，脳の色々な場所が関与していたことは早くから知られていた。有名な研究としては人の補足運動野が複雑な指の運動をしているときに活動するのみならず，頭で「運動をしてい

る」と考えただけでも活動していたというローランドら（Roland et al., 1980）の実験である。その後，補足運動野は前補足運動野（pre-SMA）と固有補足運動野（SMA proper；以下，単に補足運動野と呼ぶ）に分けられることがわかった。そして，前補足運動野は新しい運動を習熟していくときに活動しており，補足運動野はむしろ学習した運動をしているときに活動していることがわかってきている（Picard & Strick, 1996；Shima et al., 1996；Nakamura et al., 1998）。

　ここでは，最近，ヒトのpre-SMAで行われた研究結果を紹介しておこう（Hikosaka et al., 1996, 1998）。使われている運動課題は次のようなものである。サルの眼前に4×4＝16個のLEDの押しボタンがある。この16個のどれか2個のLEDが点灯するとサルはそのボタンを決められた順序で押す（これは試行錯誤で「覚えて」いかなければならない）。ここまでの手順をセット1（set1）とする。セット1の試行が成功すると，次に改めて16個のLEDのうち2個のLEDが点灯する（多くの場合は前回とは異なっている）。これをセット2とする。セット1と同じような手順でセット2を成功すればセット3に進みセット5で一まとめとして，これをハイパー・セット（Hyperset）と呼んでいる。ヒトを被検者とした場合はこれを少しヒト用に変えて4個のボタンスイッチがあり，視覚で指定された2個のボタンをある順序で押すようになる。この運動を学習していくときにヒトの脳のどの部位が活動をしているかを機能的MRIで調べたものが図2-8に示すものである。

　図2-8Aでみてとれるように，前補足運動野の他に背側前頭前野，頭頂間溝，前楔状回が有意に強く活動していた。さらにこれを学習の初期，中期，完成期に分けて調べてみたのが図2-8Bである。学習の初期には背側前頭前野と前補足運動野が強く働いていた。前補足運動野は前頭前野との連絡が強いところなので話が合う。学習の中期には頭頂間溝と前楔状回が働き出す。恐らくこれは，前楔状回の「視覚性記憶」頭頂間溝の「体性感覚の記憶」が統合されていく段階なのだろう。前楔状回は視覚性記憶に重要と思われる場所で，たとえば，ランドマークを想起させると，海馬などと共に活動してい

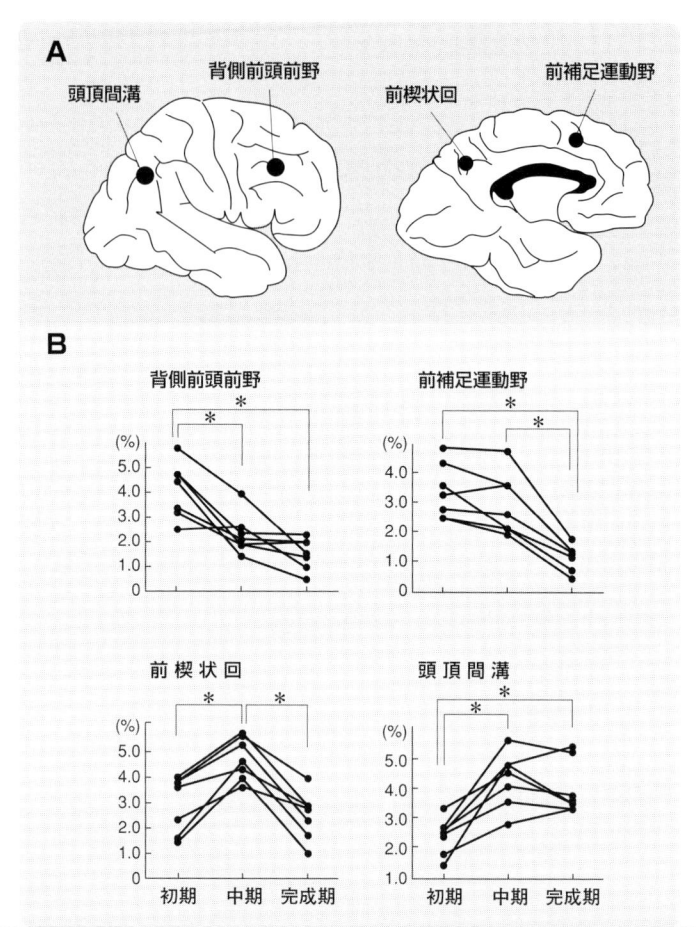

図2-8 運動の手順を学習していくときの、ヒトの脳活動の変化
(Hikosaka et al., 1998)

A；学習に関係して、活動した脳の部位。背側前頭前野、前補足運動野、前楔状回、頭頂間溝が示されている。
B；学習の初期、中期、完成期でみられる、それぞれの脳の部位の活動度の推移。

ることが知られている (Ghaen et al., 1997 ; Aguirre et al., 1997 ; Maguire et al., 1998)。そして完成期になると頭頂間溝で働いている。これは「身体で覚えた」手の運動が主体となり、若干、視覚記憶（前楔状回）の助けを借りな

がら運動の学習課題と遂行しているというスキーマになるだろう．この他，最近ではPET, fMRIを使って運動学習の研究が行われてきたが，以下の総説または論文の引用文献を参照されたい（Hikosaka et al., 1998；Berthoz, 1997；Karni & Bertini, 1996；Nakamura et al., 1998；Matsumura et al., 準備中）．フスター（1997）が最近の総説中で，メモリー一般について述べながら，運動記憶（motor memory）にも言及しているので，参考にされたい．

▶ 学習による運動野の拡大

学習を行うと，シナプスや個々のニューロン活動が変わるといった微視的な変化のほかに，運動野の中で，活性化される領域も広がるといった大域的な変化も起こっている．これについて述べよう．

リスザルに指を使う学習課題（digital learning）の訓練をほどこす．それには，クルヴァーのテスト板を使い，毎日行う．クルヴァーのテスト板には，4種類の違った大きさの異なる穴（well）が穿ってある．直径25, 19.5, 13, 9.5 mmで深さは5 mmである．その穴のどれかに餌を入れ，指を使って取り出させるわけである．そのとき，まず，1分間の慣らしの期間（priming period）を設けて，サルが課題に慣れるようにする．この慣らしの期間では，25mmの一番大きな穴にだけ餌のペレットを入れ，サルが餌を取り出すまで待っている．取り出したら，次に小さな穴に入れ，それを取り出せばさらに小さい穴に餌を入れる，といったことを1分間だけ行う．

次いで，本番の訓練期（training period）に入る．この場合は一番小さな穴にだけ餌を入れる．リスザルが取り出せばまた一番小さな穴に餌を入れる，ということを繰返し続け，これを4分間行う．そして，慣らしの期間と訓練期間のセットになったセッションの繰返しを，毎日30分間（6セッション）行う．そして，最小の穴（9.9 mm）から600個以上のペレットを取ることが2日間連続してできるようになったら，学習が完成したということにする．

その後，脳内微小刺激の実験に持ち込む．ケタラールで麻酔した後，運動野をガラス微小電極を用いて微弱な電流で電気刺激をし（＜30 μA），どこ

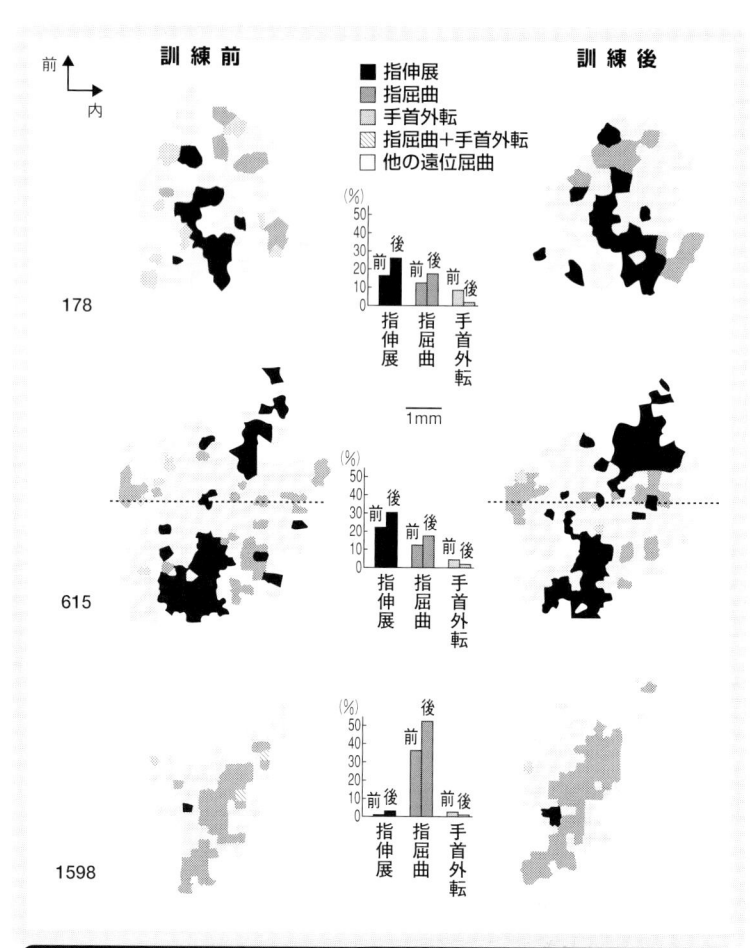

図2-9 指を使う運動学習課題の訓練後でみられた運動野体部位再現領域の拡大
(Nudo et al., 1996)

左；訓練前，右；訓練後の前肢領域。訓練後では指の領域が拡大し，手首の領域は縮小している。

の筋肉が動いたかを確かめる。刺激部位は互いに250μm間隔で離れている。このようにして絨毯爆撃をするようにして，網の目状に脳内微小刺激を運動野内で隈なく繰り返す，いわゆるマッピングの実験を1日か2日ぐらいかけ

てじっくりと行い，体部位再現の完全な地図を作るわけである。

　彼らによれば，こうしたマッピングの実験を日を変えて4回ぐらいまでは繰り返して出来るという。このようしてマッピングの実験を行い，得られた運動野の体部位再現の地図を訓練前と訓練の後で比較するわけである（図2-9）。

　比べてみると，指を支配する領域が訓練の後では大きくなっていることがわかった。そして，この変化は可逆的であった。つまり，訓練をしないでいると領域は小さくなる。すなわち，消去をすることも可能であり，そのときには拡大していた指の領域は縮小する。ただ，そのときの縮小していくまでの時間は，学習により拡大していく時間よりは長い。また，こうした領域の拡大縮小する部位を注意してみると，運動野の前半分のほうで起こりやすく，後半分では起こりにくいこともわかった。これはどういうことかというと，それぞれ部位に入ってくる感覚入力が異なるからと考えられている。この場合，前半部には筋・腱からの深部感覚が入り，後半部には皮膚感覚が入力していることが知られている。したがって，訓練中の運動による，活性化された筋紡錘や腱からの入力のほうが，皮膚感覚に比べて，運動野での指の体部位再現の拡大により重要な寄与をしていると考えられる。さらに驚くべきことに，ヒトですら似たような現象が起こっているらしい。ヒトで指の熟練運動をさせて，その後でfMRIで調べてみると，活性化される運動野の大きさが広がっているという結果が得られている（Karni et al., 1995）。

　また，今みてきた可塑性の話からは若干ずれるかもしれないが，運動野の体部位再現の面積の大きさが，利き手の違いによっても異なり，利き手を支配している運動野のほうが前肢の体部位再現の面積が大きいという結果もでている。そして，この実験の場合で，行動学的にサルの利き手を，右利きか左利きか，あらかじめ調べた後で，先ほど紹介した研究と同じように，脳内微小刺激の実験に持ち込み，運動野での体部位再現の広がりを決めたものである（Nudo et al., 1992）。結果は，図2-10に示すとおりなので，本文での説明は省くことにする。この神経生理学的な原因として，別に行った動物実験から，ヘスら（1994, 1996）は大脳皮質野第II/III層の錐体細胞に起こるLTP

によるものとしている（第1章のLTPの項を参照）。

その他に，ヒトでPETを使った実験では，運動野の血流が視覚運動性の課題を行った後では増加するのがみられている（Kawashima et al., 1994）。

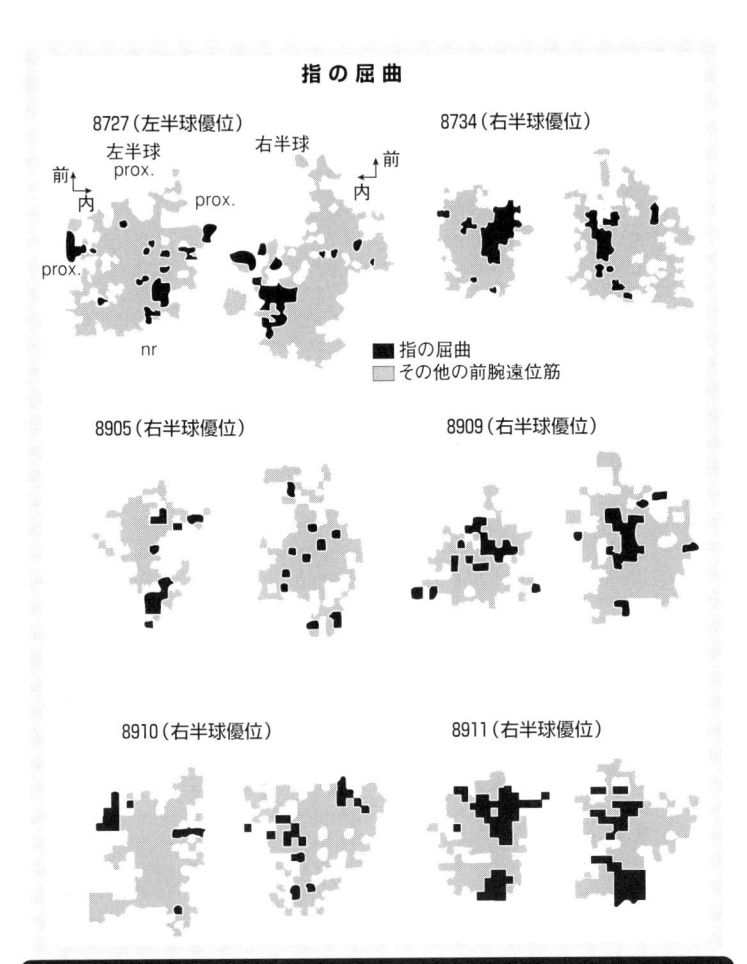

図2-10　利き手を支配する運動野の手首の領域（Nudo et al., 1992）
利き手を支配する優位半球の運動野のほうが利き手を支配しない運動野よりも広い。また，個体差が大きい。アラビア数字はサルの個体番号である。

3 小脳での記憶と学習
──付：脊髄での学習

　小脳が中枢神経の中でも，海馬と共に，運動の記憶・学習との関連で早くから注目を浴びたのはその特異的な構造による。すなわち，一つは小脳のニューロンの配列が整然として，理論家の注目を引いたことと（Marr, 1969；Albus, 1971；Ito, 1984参照），2つ目には小脳に入ってくる入力が登上線維と苔状線維の2種類であり，ヘッブの仮説に合うと考えられたからである（Hebb, 1949；Ito, 1984参照）。

▶ 小脳の構造

　小脳での学習と記憶について述べる前に，小脳の解剖についてごく簡単に小脳の構造について記述しておく。詳しいことは成書を参照されたい。

　口絵3-1は小脳の略図である。小脳の領域の分け方は縦方向に仕切る場合と，横方向に仕切るやり方とがある。横方向に仕切るのは前の部分から第Ⅰ葉，第Ⅱ葉……第Ⅹ葉までであり，それに小脳片葉が続く。これは解剖学的な溝を目安にするもので形態との対応がしっかりしている。一方，縦方向に仕切るのは正中部（虫部），中間部，外側部とする分け方で機能との対応づけが比較的やりやすい。また，これは個体発生学的にみると古いものから新しいものへとの進化との対応が取れている。だから外側部はヒトでは著しく巨大化しているが，それはヒトの大脳の巨大化と並行して起こったことである。

　小脳で一番古いのが前庭小脳と呼ばれる部分である。小脳片葉がこれに当

たる。ここは前庭核から投射を受け，また，前庭核に投射を返している。その際，小脳から前庭核への投射は抑制性のプルキンエ細胞の直接投射による抑制的なものである。次いで古いのが「脊髄小脳」と呼ばれる部位である。解剖学的には小脳虫部と中間部である。虫部は姿勢，筋緊張，平衡などに関与し，中間部は踏み立ち反射，飛び上がり反射，筋緊張の調節，同側肢の運動調節に働くとされている。半球部は一番，新しく，主として大脳から投射を受ける。同側運動を司るが，最近ではさらに高次機能と関わっていることがPETなどで明らかにされてきている。

　小脳の構造でもう一つ大切な点はマイクロゾーンの存在である。これは今述べた縦に分割する帯状構造の精密化されたものであるといえる。**口絵3-2**をみてもらうとわかるように，内側からA，B，C，D帯に分けられ，C帯はさらにC_1～C_3に再分割できる。そしてこれが重要なのは，同じ縦方向のゾーンの中では同じ機能のニューロン（ここではもっぱら，プルキンエ細胞になる）があるが，横方向に隣り合ったマイクロゾーンでは同じ機能を持つニューロンを見つけにくいということである。このことが後で述べる伊藤とリスバーガーら論争での一つの問題点ともなってくる。

　マイクロゾーンと小脳核との投射関係も口絵に示されているとおりである。A帯は室頂核に，B帯は前庭核のダイテルス核に，D帯は歯状核に投射する。そしてC帯の中がさらに分かれてC_1～C_3帯域に分けられることになる。このC帯から小脳核への投射パターンをみると，次のようになる。C_1，C_3帯域からは前中位核（IA），C_2帯域からは後中位核となる。また，虫部垂の一部，虫部小節の一部，片葉の一部は前庭核に投射している。下オリーブ核からの投射についてみると，内側副オリーブ核（MAO）からはA，X帯に投射する。主オリーブ核（PO）からはD_1，D_2帯域の他に前庭小脳（小脳垂，片葉）にも投射している。後者は後で述べる誤差学習の際に重要となる。背側副オリーブ核（DAO）からはC_1，C_2帯域に投射している。

　次に小脳の内在回路について述べておこう。**口絵3-3**は小脳皮質の内の「内在回路」と呼ばれるものを，模式的に描いたものである。基本的には2

つの入力系と1つの出力系で成り立っていて，それに星状細胞，バスケット細胞，ゴルジ細胞（抑制性の）の修飾作用が加わっている．入力系の一つは下オリーブ核からの登上線維であり，プルキンエ細胞に蔦のように絡み付き，無数のシナプスを形成している．登上線維が活動すると，プルキンエ細胞に複雑スパイクを発生する．これは安静時には1～2Hzの頻度で出ている．運動中などの活動では頻度は増すが，それでも数Hzという低頻度であるので，この機能についてはあまりよくわかっていない．そのため，いくつかの仮説が提出されているのが現状である（Simpson et al., 1996参照）．もう一つの入力系は苔状線維によるものである．橋核を主な起原として，その他の若干の脳幹の神経核からくる系である．この系の活動は単純スパイクを発生する．単純スパイクの活動の変化は運動の速度など，運動のダイナミクスとの対応がよく，その点に関しては，運動との役割が明瞭だといえる．一方，出力系はプルキンエ細胞で，これは小脳核ニューロンに強力な抑制的修飾作用を及ぼすことで，運動のコントロールを行っている．小脳核の投射先は模式的には，中位核からは視床VL核と大細胞性赤核であり，歯状核からは小細胞性赤核ということになる．

　小脳は運動学習にとって重要な器官である．多くの仮説が運動学習について出されてきた．そのとき，問題になったのが，下オリーブ核—登上線維（複雑スパイク）の役割であった．小脳の解剖学は後で述べるとして，まず，下オリーブ核—登上線維系の研究史を少ししておこう．下オリーブ核の役目として提出された仮説に「clock」（時計）としての役割がある．古くは下オリーブ核の肥大と軟口蓋の振るえとの関係が注目されていた．この振るえはいわゆる，生理学的振戦（physiological tremor）に類するものであった．これは通常10Hzで生じているものである．たとえば手を伸ばして力を入れ，筋緊張を高めたり，バセドー病の患者でみられたりする．この生理学的振戦が運動を起動する際の時計の役割をするというものである（Lamarre, 1984；Llinás, 1984）．もう一つの仮説は運動学習に際して小脳がteacher（教師）の役割をすると考える立場である（Marr, 1969；Albus, 1971；Ito,

1972）。しかし，いずれの場合においても難問となるものは，複雑スパイクが安静時には2Hz前後というきわめて低い発射頻度でしか起こらないということであった（たとえばThach, 1968）。リナスらはハルマリンで起こる振るえ（ハルマリン振戦）には下オリーブ核が重要であり，下オリーブ核のスライス標本でもニューロンは10Hz前後の周期で発射していることから（Llinás & Yarom, 1981），下オリーブ核が振戦の発生原因であると主張している。しかし，最近では下オリーブ核のニューロンは必ずしも10Hzで出ているわけでもないことも判明しており，下オリーブ核の振戦に対する寄与は未解決のままであるといえる。

下オリーブ核―登上線維系が「時計」の役割をしているという仮説がある。その一つの根拠は臨床病理的なもので，口蓋のミオクローヌスを示す患者で下オリーブ核が肥大していたという所見によっている（Gautier & Blackwood, 1961）。続いて，ラマールら（Lamarre et al., 1971）やリナスら（Llinás & Volkin, 1973）が身体動揺にも関係するだろうとした。

次に問題になったのは，ではこの低頻度の複雑スパイクがいかなる役割を担っているかということである。これに比べると，単純スパイクは0～500スパイク/秒という高頻度で活動しており，その変化も動物の行動（運動）と非常に密接に関連し合って変化しているのでその機能はわかりやすかった。

これに比べると，複雑スパイクは安静時には平均1Hzと低い。運動時においても2～3Hz程度の微増で，これが運動のパラメータと関連するのかしないのかは，一見したところ，はっきりしない。そこで出されてきたのが運動学習に関係するという説である（Gilbert & Thach, 1977；Marr, 1969；Albus, 1971；Ito, 1982）。そこで順次運動学習と複雑スパイクの連関について述べていくが，まず複雑スパイクが運動と関係するか否かをみていこう。

▶ 複雑スパイクは発振を抑える

図3-1は運動のスタート時を起点として，複雑スパイクの発生をその前後1秒間について観察したものである（Keating & Thach, 1995）。上段から2番

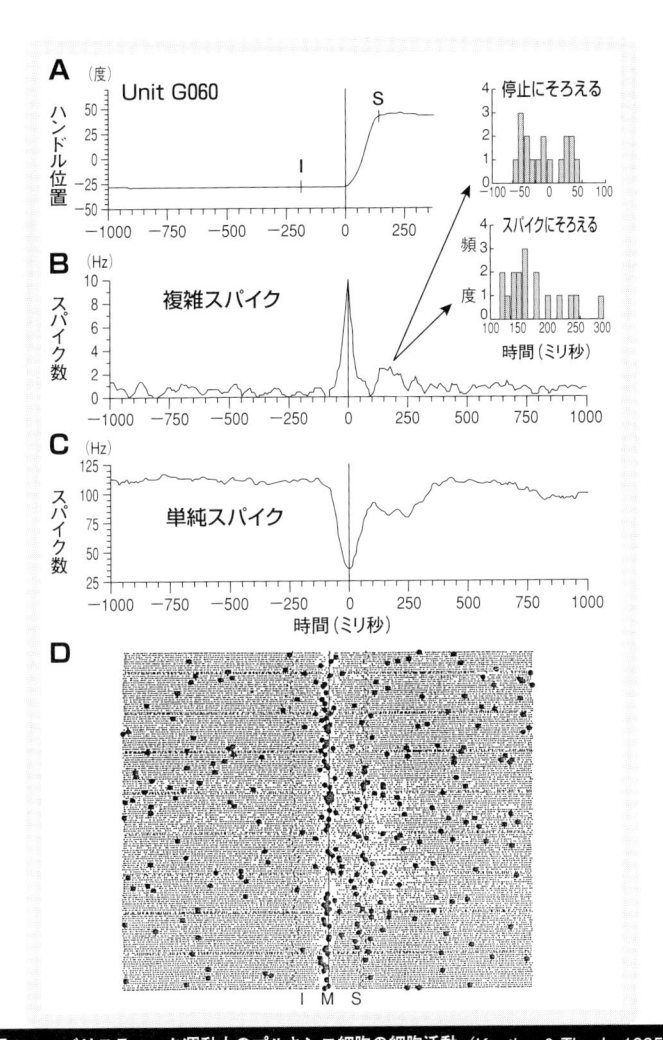

3 小脳での記憶と学習──付：脊髄での学習　37

図3-1 バリスティック運動中のプルキンエ細胞の細胞活動（Keating & Thach, 1995）

A；ハンドルの動き。B；複雑スパイクの発射頻度。C；単純スパイクの発射頻度。右上の図は複雑スパイク（B図）の100～300ミリ秒の区間を拡大したもの。運動の停止に合わせたとき（上）とB図の複雑スパイクで，ペアーになったものについて，最初の複雑スパイクに合わせた場合（下）。D；オリジナルのデータ。I, 運動開始の合図。M, 運動開始点。S, 運動の終止点。大きい点（丸）は複雑スパイク，小さな点は単純スパイク。D図から運動前でも運動した後でも複雑スパイクに周期性は認められない。

目の図からわかるように，この複雑スパイクのユニットは安静時には低い頻度（0.88Hz）で活動しているが，運動開始の直前にその発射が増加している（〜9Hz）。一方，単純スパイク（1〜2Hz）は運動より先行して発射頻度が減少する（このように，単純スパイクと複雑スパイクの活動が相反的であるのはよくみられる現象である）。さらにこの減少に続いて，これよりは弱い単純スパイクの抑制がみられている。この遅いほうの抑制は，複雑スパイクに伴う抑制と考えられる。そのとき，この抑制の機能が何かということだが，これは運動に伴って起きる運動遂行系に生じるダンピング（発振）を防ぐものと解釈されている。ポジティブのフィードバックや遅延を伴うネガティブ・フィードバック回路では，ダンピング（発振）が発生しやすいからである。また，運動時には，利得が高まっていると予想されるので，発振を起こしやすい状態になっている。したがって複雑スパイクが単純スパイクを抑制するのはこうしたダンピングを抑えると考えるわけである。複雑スパイクの役目を運動学習に求めないで，運動の調節そのものに求める見方もある（Llinás & Welsh, 1993）。彼らに従うと，下オリーブ核－登上線維系は運動のタイミングや協調に働いているとする考え方である。これは従来からの小脳症状の運動開始時間や停止時間の遅れや，協調運動の崩壊の説明を新たな装いと共に提出してきたといったところだろうか？　それだけにある意味では重要である。

　キーティングとサッチと似たようなデータを出しながら，真野（1983）は異なった同期パルス仮説を出してきている（真野，1991）。サルに2つの運動課題を学習させる。一つは正確なタイミングを必要とする視覚追跡運動であり，もう一つはサルにマイペースで運動を行わせる。後者の場合にはタイミングの正確さはあまり必要としていない。真野の運動課題でも，正確なタイミングを必要とする運動課題では運動に先行して複雑スパイクの発射頻度は増加している。また，この期間とその後の300ミリ秒ほどは単純スパイクの活動が抑えられている。この点はキーティングとサッチ（1998）の観察した現象とほぼ同じである。一方，正確なタイミングを必要としないマイペ

ースの運動の場合には，運動開始時点で合わせると，複雑スパイクはほとんど，増加していない。この結果から真野は同期パルス説というものを提出してきている。これらについては前書（松波，1985；松波と内藤，2000）で詳説したので，参照されたい。

　ところで一つの下オリーブ核ニューロンの軸索は十数本の登上線維を分枝して，それぞれが1個ずつのプルキンエ細胞にシナプス結合する。また，オリーブ核内では6～8個のニューロンが樹状突起で電気的につながっている。したがって運動遂行時には100個近いプルキンエ細胞が同期して活動することが考えられる。このことから真野は同期パルス説（synchronizing pulse hypothesis）を出したわけである（真野，1990，1991参照）。

▶ 前庭動眼反射と適応

　適応は学習の一つの形態である。前庭動眼反射（VOR；Vestibulo-Ocular Reflex）はその代表例でよく調べられているのでこれについて述べる。

　前庭動眼反射（VOR）は前庭器官→2次前庭ニューロン→動眼運動ニューロンという三シナプス性の反射弓で形成される反射である（**口絵3-3**，**図3-2上段**）。色々の動物（サル，ネコ，ウサギ，ヒヨコ，キンギョなど）で実験が行われているが，ここでは日本の伊藤正男グループによって行われたウサギの実験結果を紹介する。彼らの場合でもいくつかの実験条件下で実験がなされているが，その一つに次のようなものがある。

　ウサギを回転テーブルの上に固定する。ウサギの眼前には小さな赤ランプを点灯しておく。その際，ランプはテーブルの外に固定位置にしておく。そして，回転テーブルを水平方向に正弦波状に回転させる。たとえば，左方向に5度の振幅で回転させる。すると前庭動眼反射により眼は赤ランプを見続けようとして，右方向に水平回転する。この際，VORの利得（G；gain）は眼球運動速度と頸運動速度の比で表現されている。ヒトでは350度/秒の頸速度までほぼ $G=1$ である。サルでは0.9（0.5～1.0Hz）であり，2～6Hzの範囲では $G>1$ である。たとえば，4Hzでは $G=1$ である。逆に，低周波領

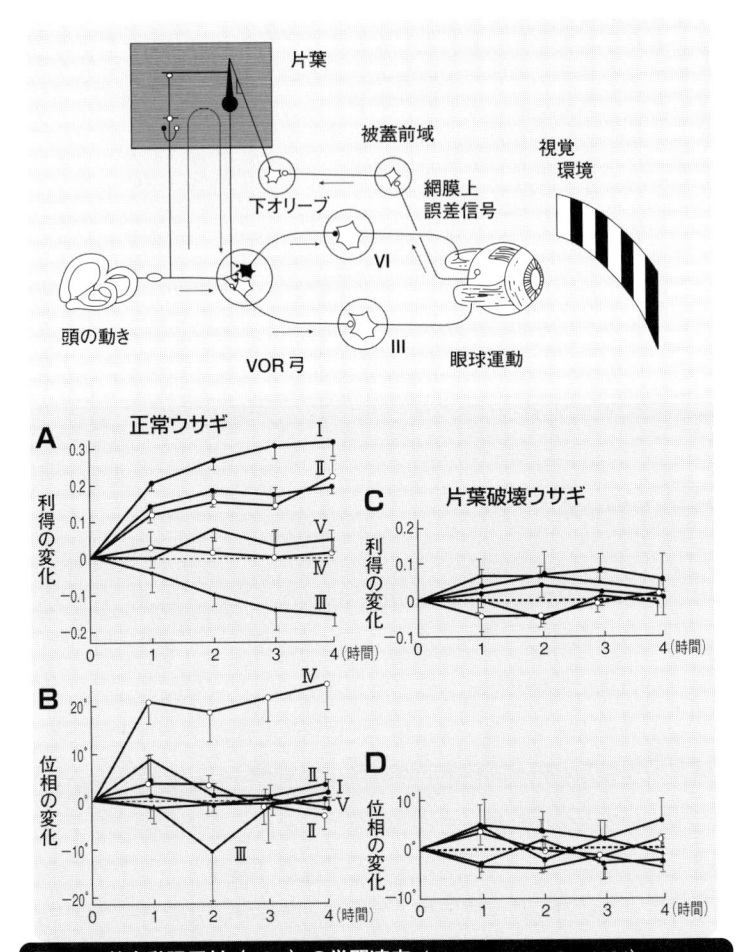

図3-2 前庭動眼反射（VOR）の学習適応（Nagao, 1983；Ito, 1984）

上欄，VORに関わる回路。学習に小脳片葉（陰影部）が重要である。下欄，VORが学習が進むにつれて改善されていく様子。I～Vで学習課題が異なる。A；利得の変化。I，頭の回転（5度）とスクリーンの回転（5度）の位相がずれている場合。II，スクリーンは止まっていて頭は回転する場合。III，頭とスクリーンが同時に同方向に動く場合。IV，頭（5度）とスクリーン（10度）が同時に動く場合。課題IVとVでは差が出ていない。B，位相の変化。IVでのみ位相の進みがみられる。C, D；両側の小脳片葉を切除した後の学習曲線。ほとんど学習効果はない。

域でも G ≅ 1（0.01Hz）である。位相の変位は0.05Hzまでほとんどない。ネコでは G = 0.9（0.03～1.0Hz）であり0.01Hzでは G = 0.6にまで下がるといわれる。ウサギではVORの利得は小さく G = 0.43～0.5（0.1～1.8Hz）とされている（Ito, 1984, p.355参照）。

　ところでVORの適応を，実際の実験についてみてみよう（Nagao, 1983）。今，固視点の条件で頭を固定し，5度の正弦波様の水平回転を加えると，**図3-2A**の（II）の実験条件の結果になる。この場合，コントロールの状態から利得は増加を始め，4時間もすると，約1.5～1.6倍に利得は増加している。しかし，5度の頭の回転と同期して視標（スクリーン）を5度だけ動かしてやると利得は減少している（図でIII）。一方，位相は（IV）の条件，すなわち，5度の頭と回転と同相に10度のスクリーンの回転で位相進みをみる以外は，位相の変化はあまりみられていない。そして，この適応は小脳片葉を切除することによって消失するので，小脳片葉にその制御機構があると考えられている。

▶ 運動学習の適応的変化

　腕の運動についても学習して運動の軌跡が改善するにつれて小脳プルキンエ細胞活動にも変化がみられる（**図3-3**）。

　たとえば，サルをモンキーチェアに座らせてハンドルを握らせ，一定の設定位置に保持するように訓練する。ハンドルはトルクモータに連動していて，いつでも弱いトルク（力）がかかっているので，ハンドルを手で持っていないと設定位置の外に出てしまうようになっている。そのようにしておいてから，予期しないときにハンドルに急にトルクを与える。ハンドルは飛ばされて設定位置から出てしまうが，これをサルは素早く元に戻さなければならない。**図3-3**はそのときのハンドルの軌跡（A）と，プルキンエ細胞の活動（B）である。今まで与えられていた力（300g）から大きな力（450g）の負荷を加えると（矢印の時点から）ハンドルを元に戻す軌跡は乱れて下手になる。しかし，回を重ねるにつれ，ハンドルを戻すことが上手になり，それに

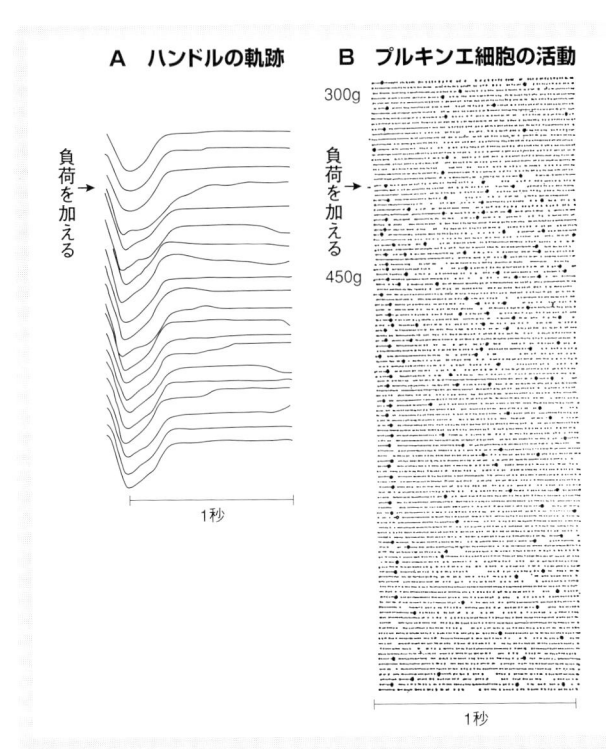

図3-3 腕の運動学習の改善に伴う,小脳プルキンエ細胞の発射パターン（頻度）の変化（Gilbert & Thach, 1977を改変）

左欄；ハンドルの軌跡。途中，矢印のところからハンドルに加えられている負荷を変えて重くしている。
右欄；運動中のプルキンエ細胞の活動。大きい点は複雑スパイク。小さな点は単純スパイク。負荷を変えてからは複雑スパイクが増していることに注意。

伴って軌跡もよけいな凸凹がなくなり滑らかな単峰性の軌跡になる。このとき，プルキンエ細胞の活動をみてみると，複雑スパイクの発射が増加している。これはハンドルを元に戻す運動の初期（50～150ミリ秒）と後期（150～250ミリ秒）の2つの時期でみられるが，初期のほうが著明である（図右）。しかし，試行を重ねるにつれ複雑スパイクの発射頻度に減少し，100～120試行行った後の時期では元のレベルに戻っている。一方，単純スパイクは減少しており，150試行後でも元のレベルにまでは戻っていない。このように

運動の軌跡の改善に伴い複雑スパイクの発射が変わり，単純スパイクの発射数が減少する。したがって運動学習に小脳が関与しているという結論になる。

▶ 瞬き反射の条件づけ

角膜に強く息を吹きかけると反射的に目を閉じる（実験ではair puff……空気を吹きつける）。これを瞬き反射，瞬目反射（eye blink reflex）という。ところが空気を吹きつける前に音を鳴らすと，動物は音を聞いただけでも，目を閉じるようになる。すなわち，条件反射が形成されたことになる（第2章，大脳のパブロフの条件づけの項を参照）。このとき，空気の吹きつけを無条件刺激（US；unconditioned stimulus），音を条件刺激（CS；conditioned stimulus）という。

この瞬き反射が形成されるためには，小脳が重要な働きをしていることがわかってきている（Mauk & Donegan, 1997；Steinmetz, 1990；Thompson, 1983, 1986, 1997；Thompson et al., 1998；Kim & Thompson, 1997）。

この瞬き反射の研究を長年行っているのがトンプソンらのグループである。彼らはそれ以前から瞬膜を使った条件づけを研究しており，その場合は海馬が重要であることも証明している。瞬き反射の条件づけはその研究の延長線上にある（図3-4）。この条件づけは小脳皮質，外側中位核が必要であることが破壊実験から示されている。たとえば，中位核をカイニン酸で破壊すると，条件反応（CR）は起きなくなる（Thompson, 1986, 1997）。また，学習するにつれて，単一神経細胞活動（ユニット）の発射頻度が変わっていくことも知られており，プルキンエ細胞では減少，中位核ニューロンでは増加がみられる（Thompson, 1997）。一方，橋核の破壊では音をCSに使ったCRの消去が起こる（Steinmetz et al., 1989；Kim & Thompson, 1997の文献参照）。下オリーブ（DAO）の破壊でも瞬きの条件づけ反応が消去される（McCormick et al., 1985, Raymond et al.の文献参照）。DAOのユニットを記録してみるとair puffに応じてユニットの活動増加が認められる。この増加はUSに伴うものと考えられている。

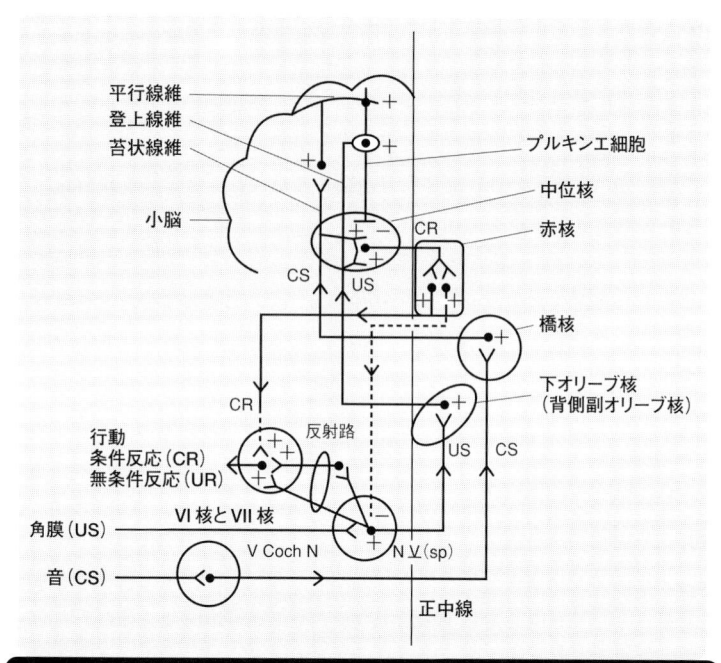

図3-4 瞬き反射の古典的条件づけの神経回路図（Thompson, 1986）

瞬きの条件づけに関与する回路。CR；条件反応，CS；条件刺激，UR；無条件反応，US；無条件刺激，N.V. (sp)；三叉神経，Ns VI & VII；第VI（外転神経核）および第VII（顔面神経核），V Coch N；蝸牛神経腹側核。

▶ 遺伝的変異マウスでの研究

　瞬き反射の条件づけに小脳が重要であることを示すもう一つの方法は遺伝的に突然変異を小脳の一部に起こさせたマウスを使った研究である。小脳に遺伝的変位を持ったマウスは何種類かが作られている（**表3-1**）。その中から小脳のプルキンエ細胞が変性を起こしたマウス（PCDマウス）についての実験を紹介しておこう（Kim & Thompson, 1997）。このPCDマウスは生まれたときは小脳にプルキンエ細胞があるが，生長と共にプルキンエ細胞が変性を起こしてなくなってしまい，最終的にはプルキンエ細胞をまったく欠くに至る。このPCDマウスを使って瞬き反射の条件づけを行うと，条件づ

表3-1 遺伝的変異マウスの小脳のシナプス異常と運動学習，運動症状（Kim & Thompson, 1997）

変異マウス	瞬き条件づけ	LTD	運動統合	登上線維支配	文献 (Kim & Thompson, 1997参照)
PCD	損なわれる	使用できない	損なわれる	使用できない	Chen et al., 1996
GFAP	損なわれる	損なわれる	正　常	正　常	Shibuki et al., 1996
Glu1 受容器	損なわれる	損なわれる	損なわれる	複　数	Aiba et al., 1994; Gonguet et al., 1994
PKCγ	促進される	正　常	損なわれる	複　数	Chen et al., 1995; Kano et al., 1995
Gluδ2	テストされていない	損なわれる	損なわれる	複　数	Kashiwabuchi et al., 1995

けが弱いことがわかった。しかし，訓練を厳しい条件で10日間ほど行うと（すなわち，CSとUSを同時に与えると）条件づけは可能となった。また消去も可能である。中位核を破壊しても，CRを偽ランダムに与えたときと同様に条件づけされないこともわかっている。

また，グルタミン酸受容体チャネルのδ2サブユニットを欠損したマウスが遺伝子操作により作られている（池田と三品，1996）。GluRδ2欠損マウスは歩行障害のほか，種々の運動学習のテストにおいて劣っていることが示されている。すなわち，ロープ登りテスト，回転棒テスト（回転している棒の上を歩かせる），ランナウェイテスト（2cm幅，長さ1mの板の上を走り抜けさせる）である。このマウスの組織像は光学的顕微鏡レベルではほとんど正常である。しかし，電顕レベルでは変異がみられ，シナプス後部緻密部があるシナプス結合の数が正常（野生型）に比べて半数以下と少なくなっている。生理学的所見としては，登上線維（CF）を刺激すると，刺激強度を強くするにつれ，CF応答が階段状に変化した。これは正常のマウスでは，プルキンエ細胞が1本の登上線維で支配されているのに，変異マウスでは複数の登上線維の支配を受けるようになることを示したものである。その内訳は1個のプルキンエ細胞が1本の登上線維の支配を受けていたのは54％であり，残りは2本（33％），3本（12％），4本（1％）支配であった。そして，変異マウスはLTDが消失していた（池田と三品，1996）。

▶ フィードバック誤差学習モデル

次に川人光男らによるフィードバック誤差学習モデルについて述べることにする。彼のモデルの詳細については，単行本，総説を参照されたい（川人，1992, 1994；川人と五味，1994；五味と川人，1996；Kawato & Gomi, 1992；Wolpert et al., 1998）。

川人光男らによるフィードバック誤差学習モデルの骨格は**図3-5A**に示すとおりである。このモデルは前の前庭動眼反射の適応学習を理論的に支えるものである。このモデルではフィードバック制御器と制御対象の2つで形成される直列回路に，逆モデルの回路が並列的に重畳されている。そして学習をすると逆モデルが形成されるが，それが形成される部位は小脳と考えられている。彼らはこのモデルを前庭動眼反射（VOR；vestibulo-ocular reflex）と視運動性眼球反応（OKR；optokinetic response）に適用してその有効性を見事に証明している（前庭動眼反射と適応の項を参照のこと）。

まず逆モデルのないフィードバック制御だけによる運動のコントロールを考えてみよう。このとき，正しい運動（軌跡）を取っているかどうかということは末梢の感覚器でモニターされる。そして正しい軌跡からずれれば，そのずれの信号（誤差）は中枢に戻されて正しい軌跡を描くように新たに運動司令（motor command）が脳で作られ，出されていく。しかし，普通の場合，フィードバック信号が中枢に達するまでには，長い時間がかかりすぎるので，早い運動には有効に作用しない。

それでは，生体はこの問題をどのようにして解決しているだろうか──ということになる。その一つの可能性は，フィードフォワード型の制御を用いることである。たとえば，ピッチャーがキャッチャーに向かって思い切り速い球を投げるときのことを考えてみよう。このような速い運動をバリスティック（衡動性）の運動というが，このとき，最初のうちはコントロールが定まらず，球はなかなか一点に定まらない。投げる度に球の位置は大きくバラついてしまう。悪ければストライクゾーンを大きく外れてボールになってしまう。これは，ピッチャーの投球のようなバリスティックの運動では，フィ

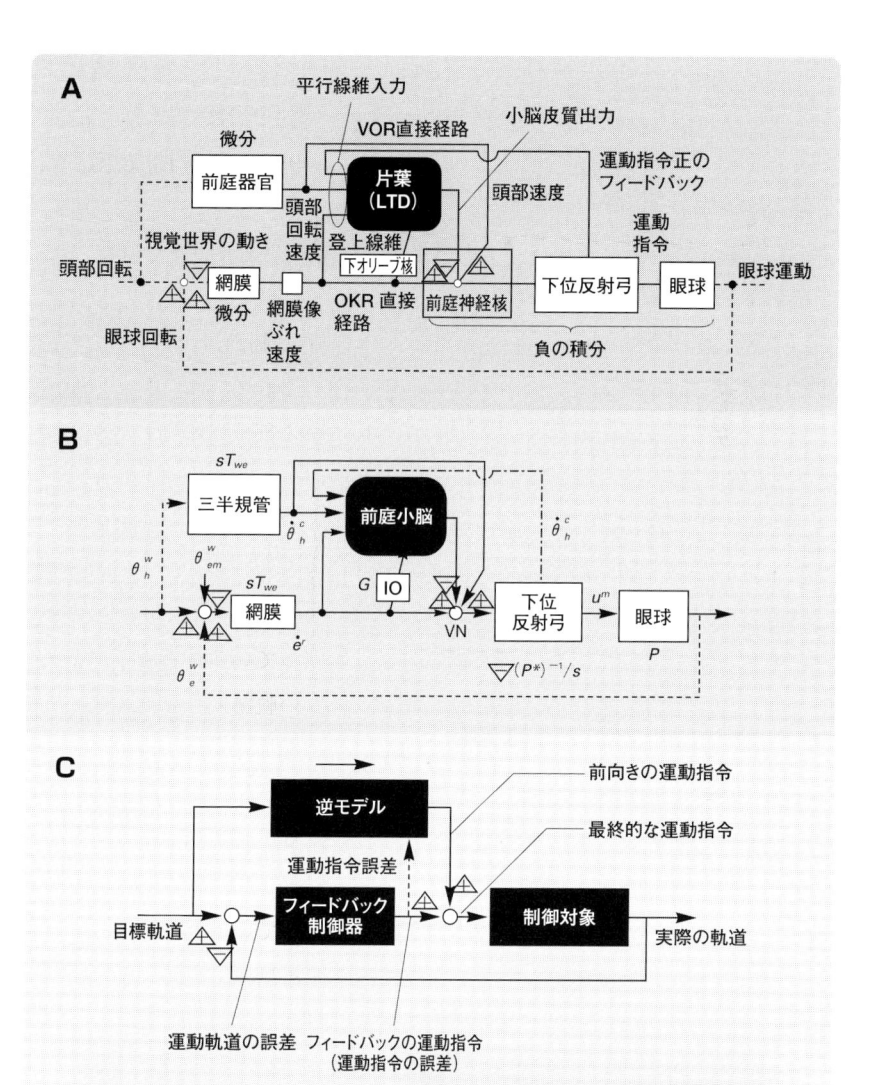

図3-5 小脳における適応学習モデル (川人,1996)

A；前庭動眼反射（VOR）および視運動性反射（OKR）の回路。
B；前庭動眼反射の適応機構。IO, 下オリーブ核。VN, 前庭神経核。
C；逆モデルを小脳（前庭小脳）に想定した前庭動眼反射の学習モデル。

ードバック型の制御は働かないからである。

　このとき，もちろん，フィードフォワード型の制御も当然働いてはいる。そうでなければ，投げるボールはキャッチャーのいるところはおろか，もっとメチャメチャな方向に飛んでいっているはずである。しかし，現実にはボールは，ほぼキャッチャーのいるところに投げ込まれている。ただキャッチャーが差し出すミットには正確に入らないだけである。だから問題は，もっとよいフィードフォワード型の制御が出来ないかということになる。もし完全無欠なフィードフォワード型の制御が出来れば，ボールは狙ったところに寸分違わず収まるはずである。聞くところによれば，「神さま，仏さま，稲尾さま」といわれた全盛時代の稲尾和久投手（元西鉄ライオンズ）は，豪速球ということもさりながら，コントロールも神技に近く，キャッチャーの示すところに投げて，ボール半分，違わなかったといわれている。これはどういうことかというと，稲尾投手が天性，良いフィードフォワード型の「制御器」（資質）に恵まれていたということの他に，練習により，その制御器の性能を極限まで高めていたということであろう。その証拠に，プロ野球のOB会で行われる東西対抗の試合で稲尾投手が投げたことがあったが，そのボールには往年の豪速球投手の片鱗をうかがわせるものの，コントロールの劣えは，覆いようもなかった。

　では，どうしたらフィードフォワード型の制御が可能となるのだろうか？その一つは，逆モデルを使うという考えである。これは，もし運動の軌跡がわかっていれば，その運動の軌跡から，脳の内にそれを再現する運動司令があればよいということである。そして，そのような運動司令が一度作られれば，後は思い描いていたものと寸分違わぬ運動軌跡を再現できるということになる。そこで問題は，そういった逆モデルをどうやって作る（獲得する）かということになる。川人らはこれを学習によって獲得し，その場所は小脳にあると考えるわけである。その際，逆モデルを回路中に挿入するやりかたは三通りほど考えられているが，川人らはフィードバック・コントローラに並列に挿入した。そして，この逆モデルは学習によって小脳内に形成される

と考えるわけである．これは，伊藤らによる学習モデルを精密化し理論づけしたものといえる．

　川人らはこの逆モデルを使った適応モデルを具体的にVOR/OKRの生理学的なデータと対応させているので，これについて説明する（川人，1996；Kawato & Gomi, 1992）．

　図3-6Aはウサギの前庭動眼反射（VOR）および視運動性反応（OKR）についての神経回路図である（口絵3-3および図3-2も参照のこと）．左眼の場合について描かれている．ウサギは回転台に載せ頭は固定する．眼前には白黒の縦縞模様が描かれている円筒形のスクリーンがある．今，暗闇でウサギを左方向に回転させると，ウサギの目は右方向に動く．いわゆる，前庭動眼反射（VOR）である．このとき，左方向への水平回転は，水平三半器官により感知され，そこからの信号は前庭神経核→動眼神経核→眼筋（内直筋の収縮；外直筋の弛緩）という反射弓を経由して眼球を動かすわけである．一方，ウサギは回転台上に静止させておいて，スクリーンを左に回転させ縞模様を左に動かせば，ウサギの眼球は縞模様をを追って左に動く．いわゆる，視運動性眼球反応（OKR），あるいは，視運動性眼振（Optokinetic Nystagmus；OKN）とよばれるものである．このとき，眼球と縞模様の動く速度が一致しない限り，網膜上での像はブレている．つまり誤差を生じる．通常の明視条件でVORを起こせば，OKRも同時に起こる．このときのVORは，網膜上の誤差を少なくするように働いている．このとき，網膜上の誤差を信号として使い眼球運動を制御することができる．この場合の経路が網膜→視蓋前域→橋被蓋網膜核→前庭神経であり，これが図中に描かれているOKRの回路になる．

　以上の生理学的に描かれたVOR・OKRの回路を電気的なブロック図に置き換えたものが図3-6Bである．図中の＋は興奮性を，－は抑制性を表している．ここで注意しておいてもらいたいことは，小脳片葉の位置である．小脳片葉はVOR・OKRの直接経路に対して並列に挿入されている．

　ところで，このVOR・OKRの回路に対する小脳片葉の役割は，前図で示

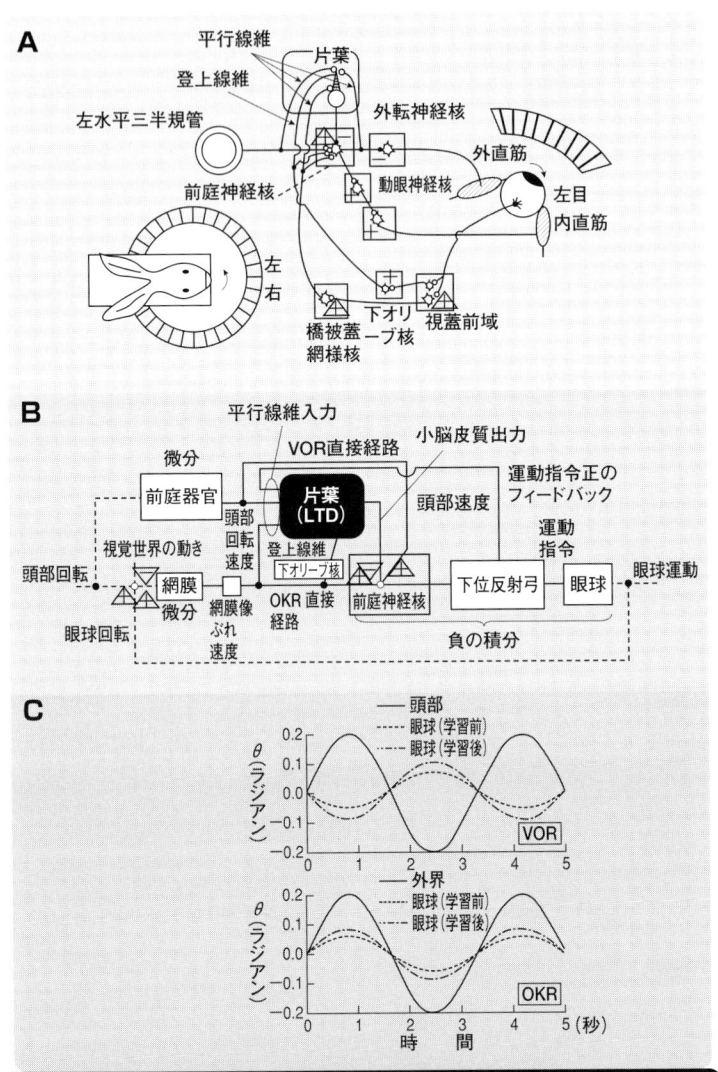

図3-6 川人の運動学習モデルを前庭動眼反射（VOR）および視運動性反応（OKR）に適用した図（川人，1996）

A；VOR，OKRの実験設定とそのときの主要な神経回路。B；上図の神経回路をブロックダイアグラムで表現したもの。＋；興奮性。ー；抑制性。C；回路にもとづき，シミュレートした結果。

したように，逆モデルによるフィード・フォワード型の制御である．もし，VOR・OKRが一定の事象に対して完成され，100%満足すべき眼球運動の軌跡を描いている場合は，何ら問題はない．しかし環境が変わったり，生長したり，条件が変わり，より大きな運動軌跡が必要になったりした場合には，新たな運動軌跡に対応する逆モデルをふたたび構築しなければならない．これがいわゆる学習によって逆モデルが作り直されるということになるので，川人らはこれを小脳における「運動学習適応系モデル」と呼んでいる．

この学習がニューロンレベルではどのような形で起こるかというと，現在のところ，シナプスで起こるとされ，その際，LTP, LTDというものが重要な働きをしていると考えられている．LTP, LTDについては1章で述べたので繰り返さない．モデル的には，こうしたLTP, LTDにより，シナプス効率が変わる（良くなる）と考えるわけである．数式的には次のように表現されている．

$$y = \sum_n w_i X_i \quad \cdots\cdots\cdots\cdots\cdots\cdots\cdots\cdots\cdots\cdots\cdots\cdots\cdots\cdots\cdots\cdots \quad (1)$$

$$\frac{dw_i}{dt} = \varepsilon X_i (C - C\text{spont}) \quad \cdots\cdots\cdots\cdots\cdots\cdots\cdots\cdots\cdots\cdots\cdots \quad (2)$$

(1) 式はいわゆるシナプスにおける常套の式である．ここでは小脳であるので，yはプルキンエ細胞の出力，nは平行線維の数，w_iはシナプスの重みづけ（効率）である．そして (2) 式はこの効率が学習するにつれどのような割合で変わるかを表したものである．大文字Cは活動時の複雑スパイク（Complex spike）の数，Cspontは何もしていないときの複雑スパイクの数で，いわゆる自発性発射数である．εはLTDで時定数が1時間程度になるようにした正の定数で，LTDではシナプス加重が減少するのでマイナスの符号が付けられている．小脳では平行線維と登上線維がほとんど同時（時間の窓；time window）に発射するとLTDが起こり，平行線維だけだとLTPが生じると仮定されている．

図3-6CはこのVOR・VKRの学習適応モデルを使ってシミュレーションした結果である．上の欄はVORの場合である．暗闇中でウサギを乗せた回

転台を水平に正弦波状に振ってやる．すると眼球は頭（つまり回転台）と逆位相で動くが，学習させると，その振幅が増大する．すなわち，ゲイン（利得）が増大しているということになる．次に，OKRの場合が図3-6Cの下の欄に示されている．この場合は頭を固定して，眼前の縦縞模様を水平方向に正弦波様に動かすことに対応している．眼球は動いた指標（縦縞）を追うように追従するが，学習後はかなり振幅（利得）が増大していることがわかる．

このように川人らによる逆モデルを使った学習適応モデルは非常に上手くVOR・OKRの様態を説明することができる．川人らは小脳におけるこのモデルをさらに腕の随意運動やロコモーション（移動運動），言語機能といった高次な機能にも拡張を試みている．これらの詳細については川人（1996）の著書を参照されたい（川人，1996；図6.7，図6.8）．

また，こうした学習（適応）が脳のどの場所で起こるかということも本来重要な問題である．川人らの場合では，いろいろの理由から小脳片葉にその場所を求めているのに対して，リスバーガーらは脳幹（と小脳）にその部位を求めている．両者の論争についてはかなり専門的になるので，川人（1996）およびリスバーガーら（Raymond et al., 1996；Lisberger, 1998）を参照されたい．また，長年，モデルの研究をしてきているホウクら（Houk, 1996参照）の仕事も重要であるが，今回はふれなかった．新しい文献を挙げておいたので，それから他のものを参照されたい．

▶ 付：脊髄での学習

「脊髄にも運動記憶がある」というと，驚く人もいるかもしれない．しかし，翻って冷静に考えれば，シナプスのあるところ，必ずシナプスの可塑性なり記憶があるわけだから，当然といえば当然のことである．ただ，人々の目が脳にばかり向けられて，脊髄には向けられなかったというだけのことにすぎない．しかし，生理学の本質，ひいては科学研究の本質とは，一般性（general）を旨とする以上，研究対象は簡単であるに越したことはない．そういった意味からすれば，脊髄の単シナプス性伸張反射とその内在回路は，

脳に比べれば比較的わかっていて使いやすい（accessibilityが高い）。そうした意味ではもう少し，考え直して使われるべき材料ではないかと思う。

　脊髄での運動記憶としてウォルポウの研究を紹介することにする。1980年以来，毎年のように重要な論文を出してきているが，本稿では彼の総説（Wolpaw, 1985, 1993）にもとづいて述べることにする。

　彼が取り上げた学習課題は慢性ザルを使った脊髄の伸張反射（spinal stretch reflex：以下SSRと略す）である（**図3-7**）。この反射は単シナプス性反射で，反射の中でももっとも単純であり，よく研究されてきた。そうした意味では非常に優れた標本の一つといえる。結論からいえば，この伸張反射を訓練することにより，大きくすることもできるし，小さくもなるというものである。つまり学習により反射の感受性を変えられるということである。その方法から述べよう。サルをモンキーチェアに座らせ，ハンドルを握らせ，ハンドルを決められた位置に保持するように学習させる。ハンドルはトルクモータと連動していて，常時，弱いトルク（力）がかけられている。だから，力を抜けば，ハンドルは決められた位置からずれてしまう。そうした上で，さらに不意にトルクモータを使い，ほんのわずかの時間，大きな力を加える。すなわち，上腕二頭筋で伸張反射（SSR）を起こさせるわけである。引き起こされるSSRに伴う筋電図（EMG）は，リーとタットン（1975）の名称に従えばM1である。このとき，筋が伸展されてSSRが起こるまでの潜時は12〜14ミリ秒，ピーク潜時は18〜20ミリ秒である（Wolpaw, 1985）。本実験では24ミリ秒以内までの積算筋電図（図2-1Aの筋電図の場合で，半陰で示されている）を筋電図（EMG）と定義し，これを目安にして，筋電図（EMG）が増大したか減少したかをみている。

　まずコントロール（0日目）のデータを取る（**図3-8A**，0日）。サルは1日数千回，この脊髄伸張反射（SSR）の課題を行うことができる。このコントロールのデータを十分に取った後から学習課題に入る。その場合，SSRの積算筋電図が設定値より大きかったら報酬を与える場合と（SSR↑モード），設定値より小さければ報酬を与える場合（SSR↓モード）とがある。ここで

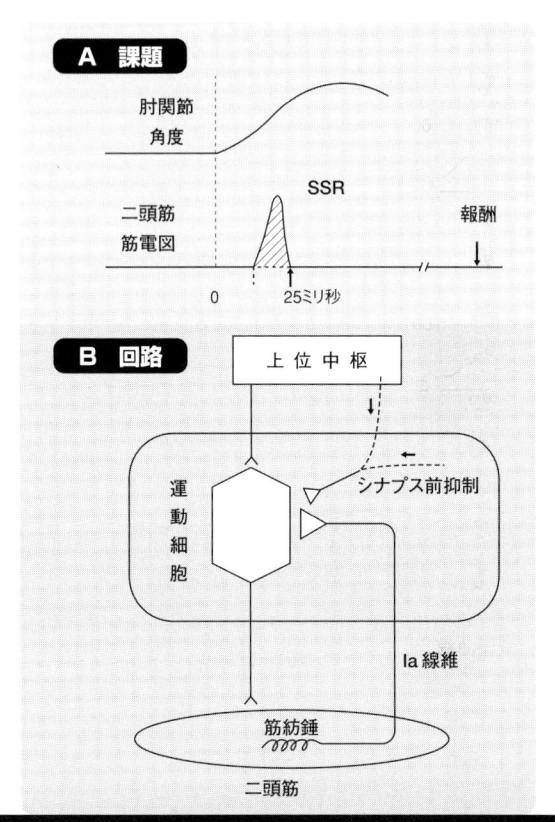

図3-7 脊髄の伸張反射（SSR）（A）とその回路（B）

二頭筋が伸展されると筋紡錘が活動して，単シナプス性に運動細胞を駆動し，伸ばされた二頭筋を収縮させる。そのときの筋活動が反応の大きさをみたものがSSRになる。

はSSR↑モードの場合について話を進めることにする。

ここで注意しておきたいことは，SSRの潜時は14〜20ミリ秒と非常に早いから，加えられたトルクに対して，サルは意識的に補正しようとしても出来ないということである。もちろんサルがあらかじめ腕に力を入れておいて，「背景筋電図」を増すようにすれば，筋電図は当然大きくなるが，そのようなことは学習によりさせないことにしてある。また，腕を屈曲気味にしたり

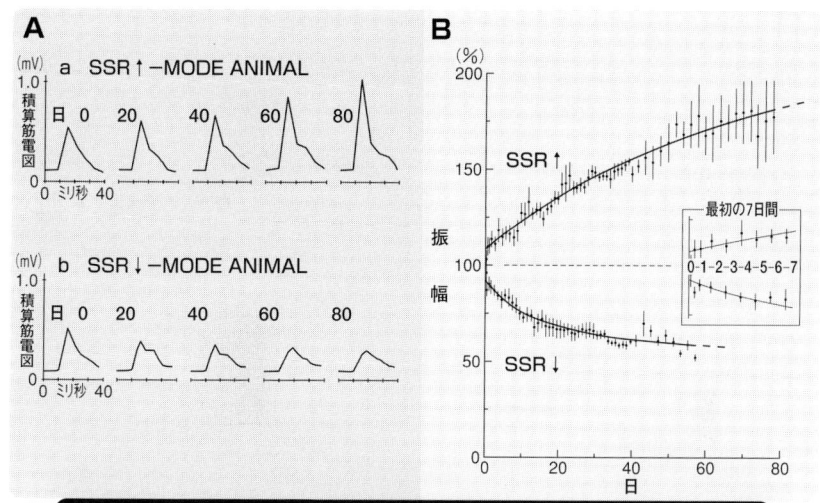

図3-8 学習するにつれて脊髄の伸張反射(SSR)の大きさが変化していく例
(Wolpaw, 1985, 1997)

A-a；SSRを大きくする方向が学習づけすると，SSRは日を追って大きくなる。A-b；SSRを小さくする方向で学習づけするとSSRは小さくなる。B；SSRの学習曲線。SSRが大きく(↑)なる場合と小さく(↓)なる場合を示している。

して，意図的にEMGを大きく出せないように，前腕は整形用のギブスで作った固定具でしっかりと固定されていて，肘関節の角度は一定に保たれたままである。

このようにしてSSRが一定値より大きくするように学習させるわけなのだが，SSRは一番速い反応だから，腕が伸ばされたのを感じてからEMGを意識的に大きくするということはできない。このようにして，この学習課題を1日に5～7時間させる。こうして「学習」しているあいだ，SSRを出す反射弓は絶えず上位中枢からの影響があり，このためSSRは一日々と変化していくということになる。これにより，**図3-8B**に示すように1日ごとに，SSRが増大するという結果になる。最終的には150％の増加になる。また，SSR(↓) モードの場合であれば，48％までの減少となる。

ところでこの伸張反射(SSR)が大きくなっていく経過をみると，2つの

時期に分けることができる。第I期は6時間以内までで，SSR（↑）モードでもSSR（↓）モードでもほんの6時間の学習後で8％の変化をみる。その後には，ゆっくり変化が起きる第II期があり，これは少なくとも40日間は続く。その時の変化率は1日に約1〜2％である。したがって，第I期の変化率は第II期に比べると13〜20倍も大きいということになる。第I期の変化は器質的な変化というよりは脊髄より上位中枢（脳や脳幹）からの効果が変わり，これが脊髄の反射弓に働くものと考えられる。一方，第II期の変化は可塑的な変化を伴う器質性のものと考えられる。具体的にどのような構造物が変化しているのかは決定できないが，ウォルポウ自身はIa線維の終末上にあるシナプス前抑制が機能的に変わると考えている。すなわち，シナプス前抑制が弱まることにより，SSR（↑）が起こりSSR（↓）の場合にはシナプス前抑制が強まると考えるわけである。当然脊髄上位中枢からくるシナプス前抑制が大きく影響すると考えている。

4 大脳基底核での記憶と学習

　大脳基底核は線条体（被殻と尾状核）および淡蒼球，視床下核で代表される。多くの場合，錐体外路系の異常運動を伴うパーキンソン病，ハンチントン舞踏病，バリスムス，アテトーゼとの関連で述べられることがほとんどである（Alexander & Crutcher, 1990；Chesselet & Delt, 1996；彦坂, 1985a, b）。また，尾状核は前頭前野との結合が強く，古くは短期記憶，近年ではワーキング・メモリー仮説と関連づけて研究されてきている（Goldman-Rakic & Selemon, 1990； Rome & Schultz, 1992a,b）。しかし，ワーキング・メモリーについては本書においても，船橋教授によって前頭前野について述べられるので，詳細はそちらに譲ることにする。

▶ 基底核のニューロン構成

　線条体を構成するニューロンの説明から始めよう（Kawaguchi, 1996参照）。線条体ニューロンは投射性ニューロンと介在ニューロンに大別できる（図4-1）。投射性ニューロンは樹状突起に多くのスパイン（棘）を持った中型（$20 \sim 25 \mu$m）の有棘性ニューロン（spiny neuron）で全体の90〜95％を占める。昔は大型の無棘性細胞（aspiny neuron）が投射性ニューロンであり，有棘性ニューロンは介在ニューロンと考えられた時期もあったが，現在では投射性ニューロンとしての位置が確定された。この線条体の大部分を占める有棘性ニューロンの一つの特徴は，自発性発射が低いことである。これは刺激がない期間には，K^+電流が流れていて膜を過分極させ，ニューロンの活

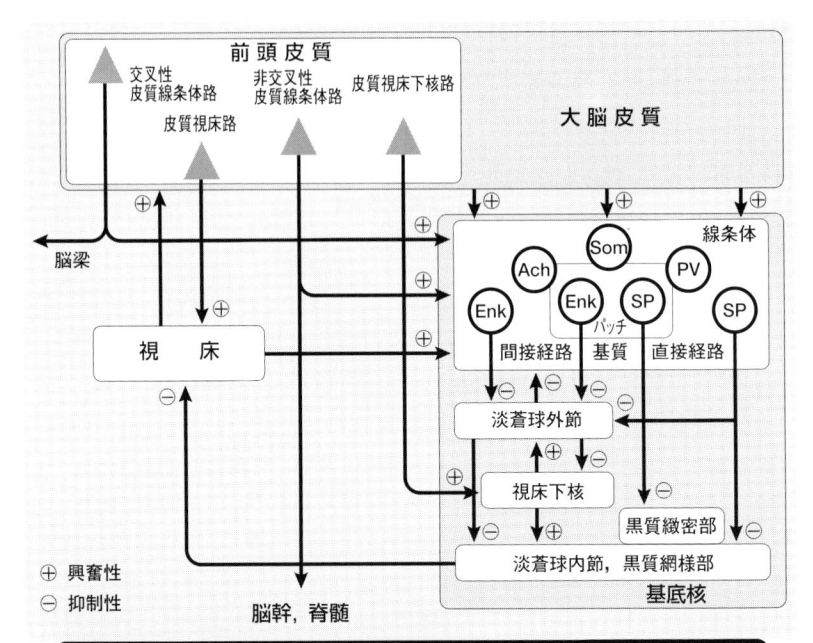

図4-1 線条体ニューロンに主眼を置いた大脳基底核の配線図
（Kawaguchi, 1996 を改変）

線条体投射性ニューロンは抑制性ニューロンでGABAの他にエンケファリンかサブスタンスP（SP）を含有する。介在ニューロンは大型のアセチルコリン含有ニューロンの他にソストスタチン、パルブアルブミンを含有する。Ach；アセチルコリン、Enk；エンケファリン、Gpe；淡蒼球外節、Gpi；淡蒼球内節、PV；パルブアルブミン、SNpc；黒質緻密部、SNpr；黒質網様部、Som；ソマトスタチン。

動を抑えているからである。この状態を「下位の状態（down-state）」という。一方、大脳皮質から大きな入力（刺激）が入ってくると、膜が脱分極してNMDA受容体が活性化する。するとCa電流が流れ込み、強い活性状態になり、多くの活動電位を発生するようになる。この期間を「上位の状態（up-state）」と呼ぶ。有棘性ニューロンは、この上位と下位の2つの状態の間を、急激に行ったり戻ったりする（Wilson, 1998）。

有棘性ニューロンのもう一つの重要な特色は、これがGABAを持った抑制性のニューロンだということである。最近の免疫抗体などで使った組織化学

の所見にもとづくと，このGABA作動性ニューロンは，さらに2つのサブグループに分けることができる。すなわち，GABAとエンケファリン（enkephalin）を持ったもの，および，GABAとサブスタンスP（substance P）を持つものである。後者はまたオピオイドの一種であるダイノルフィン（dynorphin）を持つこともある（Kawaguchi, 1995, 1997；Haber, 1996も参照）。

　これらGABAニューロンは線条体斑紋部（striosoma, 以下斑紋部と略す）と線条体基質部（matriosoma, 以下基質部）の両方にある。しかし，両者からの投射様式は異なっている（Gerfan, 1992；Graybiel, 1998a, b）。斑紋部からのサブスタンスP/GABAニューロンは黒質緻密部に投射する。この黒質緻密部にはドーパミン（DA）含有ニューロンがあり，これが線条体に逆投射していることは古くから知られていた。また，黒質緻密部の細胞死がパーキンソン病を起こすことも有名である。一方，基質部のサブスタンスP/GABAニューロンは，淡蒼球内節（GPi）のGABAニューロンに投射し，このGABAニューロンは視床，上丘，脚橋核（PPN；pedunclo-pontine nucleus）に投射しこれを抑制する。これはアレキサンダーとクラッチャー（1990）のいうところの，いわゆる直接経路である。一方，基質および斑紋部のエンケファリン/GABAニューロンは共に淡蒼球外節（GPe）のGABAニューロンに投射し，これはさらにグルタミン酸含有の興性ニューロンである視床下核のニューロンを介して淡蒼球内節に連絡している。これは間接経路である。この直接および間接経路の機能並びに病態生理については前書（松波，2000）で述べたので繰り返さない。また，総説も多いのでそれらを参照されたい。

　このGABA性投射ニューロンの他に線条体には，他にも介在ニューロンがある。アセチルコリン（ACh），ソマトスタチン（somatostatin；SS），ニューロペプタイドY（neuropeptide；NPY），1酸化窒素（NO），パルブアルブミン（parvalbumin；PV）のどれかを含むものである。これらについて簡単に述べておこう。

アセチルコリンを持つ介在細胞（以下，Ach介在ニューロン）は大型（20〜50μm）であり，全体の約5％である．一時は投射性ニューロンと考えられたこともあったことはすでに述べた．しかし，現在では重要な介在ニューロンの一つとされる．大脳皮質からの入力とドーパミン（DA）性の入力を受けて，投射性ニューロンに信号を橋渡しする特異的な機能を持つと考えられていたこともあったが，有棘性の投射ニューロンもDA入力を受けていることから，この考えは崩れた．現在では，その樹状突起の広がり方が広く，軸索側枝も広く長く枝を出すことから，後述するように連合作用，あるいは積分作用が重要と考えられ，運動学習に関与するとされている．このニューロンが分布するのは基質部および斑紋部の両方とされるが，アセチルコリンエステラーゼ（AchE）で染色すると，斑紋部のは薄く，基質部のは濃く染まる．一方，ムスカリン性（M1）の染色では斑紋部で多いという結果になっている（Graybiel, 1992）．したがって，この点はもう少し詰めて考える必要があるかもしれない．

　介在ニューロンの2番目に挙げられるものとしては，パルブアルブミン（Parvalbumin）含有のGABA抑制性介在ニューロンである（3〜5％）．これも斑紋部と基質部の両方にあって，大脳皮質から強い入力を受けている．比較的大型（10〜35μm）の介在ニューロンで密な樹状突起を持っている．これが発生する活動電位は細くて高頻度に発射する．いわゆるfast spikeと呼ばれるものである．これは大脳皮質や視床では抑制性の介在ニューロンにあたるとされるものである．この点は海馬や大脳皮質のバスケット細胞に類似している．

　3番目に挙げられる介在ニューロンはソマトスタチン（SS；Somatostatin）や1酸化窒素合成酵素であるNOSを持つ細胞である．NOSは1酸化窒素（NO）を発生するが，これはごく短時間だけ生存するフリーラジカルである．NOが生体内で発見当初は，非常に不安定な化学物質であり，その生存期間が短いために，有効な生理作用を持つことが疑われもしたが，現在では伝達物質の一つとされている．分子量がきわめて小さいので，膜を通りやすく，

後シナプスから前シナプスへと移行することも考えられている。また、ニューロペプチドY（NPY）を併せ持ってもいる。このニューロンの樹状突起の分枝の数は少なく、スパイン（棘）も少ない。しかし、枝の張り方は広く広がっている。時としては、斑紋部・基質部の両方にわたる。細胞体の大きさは12〜15μmである。数は全体の1〜2%と少ない。カルシウム結合タンパク質の一つであるカルビンディン（calbindin D28k）に強く染まる（約20%）。伝達物質はNOの他にGABAを持つ可能性がある。

4番目はカルレチニン（CR）を持った中型の無棘性介在ニューロンである。CRはカルビンディンD28kと似ていて、カルシウムを結合する「E-F hand」を持つ。したがってカルシウム結合タンパクである。このニューロンは恐らくGABAを伝達物質として持つだろうとされるが、その性質は未だあまりよく分かっていない。その他に、アデノシンやドーパミンがGABA含有ニューロンの働きを調節しているとされている（Ferre et al., 1997）。

大脳基底核を使って、運動の「記憶」や「学習」を真正面から取り上げた研究は近年まであまり見当たらなかった。その最たる理由は、大脳基底核の構造や構成するニューロンが、小脳よりははるかに複雑であり、最近になって、その回路の全貌がようやく明らかになってきたこととは無縁ではないであろう。近年、グレイビエル、キムラ（木村）らのグループが運動学習に優れた業績を出してきている。今後、大脳基底核を舞台として、運動の「記憶」や「学習」についてのより精密な研究が行われるだろう。また、シュルツら（1993, 1998）が報酬と中脳のドーパミン・ニューロンの研究を華々しく展開しており、それに合わせてホウクらが理論を構築してきている（Houk, 1998a, b）。こうしたものが将来、大脳基底核で運動の「記憶」や「学習」の研究をする際の手本になる可能性はある。以下、線条体で行われた「シナプス可塑性」と線条体で行われた条件づけの実験を紹介することにする。

▶ 線条体でのLTD

線条体でもLTDが起こることが報告されている（Galabresi et al., 1992）。

ラットの脳から大脳皮質と線条体を含む切片を作る。ガラス電極を使い，線条体から細胞内記録を行う。刺激電極は大脳皮質か，皮質直下の白質に置いた（図4-2B）。LTDを起こすためのテタヌス刺激は3秒間100 Hzとし，テタヌスとテタヌスの間隔は20秒あけた。まず単発刺激で起こるコントロールのEPSPを記録しておいてから，テタヌス刺激を加える。その後，ふたたび大脳皮質に単発刺激を加えてEPSPを記録した。すると誘発されるEPSPはコントロールのEPSPに比べて小さくなっていた。そしてこのEPSPが減少している期間は40分以上にわたることが観察された（図4-2A）。すなわち，長期抑圧（LTD）が生じていたことになる。

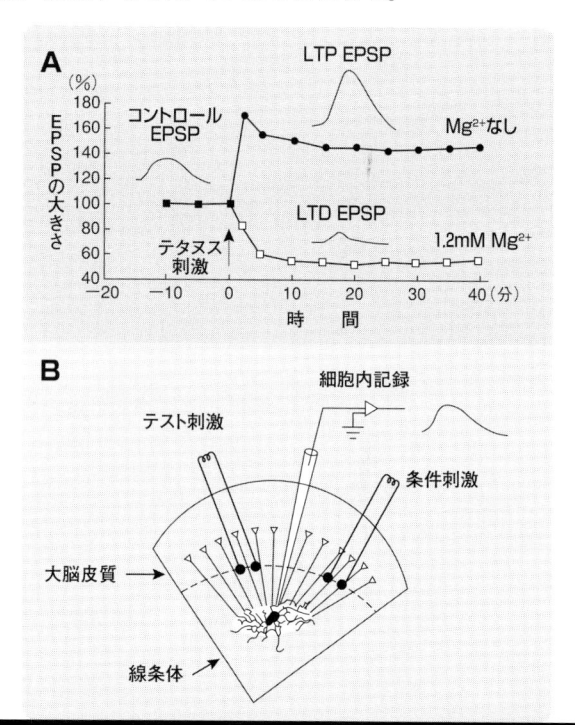

図4-2　線条体ニューロンでみられるLTPとLTD（Galabresi et al., 1996a, b）
テタヌス刺激（3連発，100Hz，3秒）を加えると通常の条件（1.2mM Mg^{2+}）ではLTDが生じる。Mg^{2+}を溶液からなくすと，NMDA受容体が活性化されやすくなり，LTPが生じる。

このLTDの特長についてみていこう．まず，このLTDは大脳皮質からの投射線維が放出する伝達物質のグルタミン酸によって引き起こされている．グルタミン酸受容体にはAMPA型とNMDA型に大別できる．しかし，NMDA受容体のアンタゴニストを使っても，LTDは起こることから，線条体ニューロンにLTDを起こす受容体はAMPA型であることが証明されている（ただし，特殊な条件下のMg^{2+}がないときにはNMDA型が働き出し，LTPを生じる）．このAMPA型の受容体の活性化により，Ca^{2+}が流入し，LTDを誘発することになる．

もう一つの大きな特色はドーパミン（DA）がこのLTDの発生に関わってくることである．このことは線条体が黒質緻密部からDA線維の支配を受けていることから，大変重要なことになる．この実験系に用いられた脳切片標本では，D1受容体のアンタゴニスト（拮抗剤）のSCH23390，D2受容体のアンタゴニストのスルピライド（sulpride）を投与すると，LTDは起こらなくなる．したがって，LTDの生起にはDAが関与しており，しかもD1，D2両受容体が関わっているということになる．DAはサイクリックAMP（cAMP）を介して生理的作用を発現することは早くから知られていた．しかし，本実験においては，フォスフォリパーゼA$_2$（PLA$_2$）からアラキドン酸（AA）を介するPKCの活性化によるLTDの発生が考えられている．

その他に代謝型のグルタミン酸受容（mGlu）が関与してくる．この系はPIP$_2$を経てIP$_3$とDAG（ディアシルグリセロール）の2つの代謝経路に分枝する．これ以下はよく知られた経路である．これについてもすでに述べてある（図1-3参照）．

▶ チャンク仮説

ここで，グレイビエル（1998）が心理学で記憶について昔から使われているチャンク（chunk）の概念（Miller, 1956）を運動記憶に取り込んだ仮説を提出しているので説明しておく．チャンクとは木の大きな輪切りの木塊とか，肉の一塊と訳されるように，記憶について覚える事象の一塊である．しかし

範疇（カテゴリー）がより抽象化された概念であるのに対して，チャンクは生の素材をそのまま一まとめにまとめたまとまりといった感じである。運動について，タバコに火をつけることを例に取ろう。タバコに火をつけて喫煙するというとき，タバコを指に挟む―ライターを握る―ライターのノブを動かし，点火する―タバコを火に近づける―たばこを口に持っていく―たばこを吸い火をつける……といった行動が一つ一つのチャンクと呼んでいいものになるだろう（グレイビエルはこういった具体的な言い方はしていない）。そして，それの行為（運動の型）は脳のどこかに鋳型（テンプレート）として貯えられていると考えるわけである。そしてその鋳型を記憶する場所として線条体の基質（matriosome；マトリオソーム）を考えるわけである。

この仮説が出てくる理由の一つは，大脳皮質から線条体への投射は拡散（divergence）と収斂（convergence）が共に多いという特長を持っているからである（図4-3）。ある行動をするときに，その行動に必要となるチャンク（や鋳型）を取り出し，つなげていくのにこうした線条体の構造が生かされるというわけである。たとえば図ではarea 1とarea 2が活動すると，Bのみ（の鋳型）が活動する（前に述べた「高位の状態」になる）。一方，A，Cは低い活動のままである（これは「低位の状態」）。そして，この高位の状態では，NMDA受容体が働き，Ca電流が流れ込み，LTP（またはLTD）が起こる。もし，同じ運動や行動が繰り返されると（すなわち訓練なり学習が日を追って続けられると），LTDが起きやすくなり，いわゆる早期遺伝子（fos等）も出現し，比較的長期にわたる運動記憶が作られることになる。その際には，線条体ニューロンのGABAと共に共在する脳ペプチド（サブスタンスPやエンドフィフィン）の遺伝子も現れるとされている。

こうした図4-3Aでみられる大脳皮質―線条体―淡蒼球の構造は，図4-3Bに示したエキスパート・システムの配線と非常によく対応することが注意されている。このエキスパート・システムは現在，医療診断でも広く使われてきた手法で，診断を重ねるにつれて，このエキスパート・システムが診断する正解率は上昇していく。グレイビエルの仮説は，この方法を運動のスキル

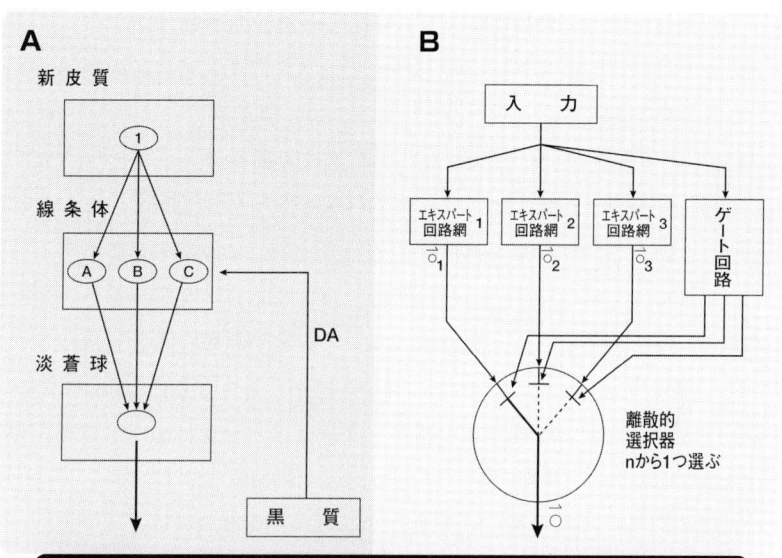

図4-3 大脳基底核の学習回路
（A；Graybiel, 1998，B；Jacobs et al., 1991; Graybiel, 1998）

A；大脳皮質からは発散して線条体に，線条体からは収斂して淡蒼球に終わる。この回路は黒質からのDA回路の修飾を受ける。
B；エキスパート・システムの回路図。左のA図の大脳基底核との類似性に注意のこと。

の獲得に転用したものになる。そして，**図4-3B**でそのとき選ばれる運動にふさわしい鋳型（**図4-3B**ではエキスパート・システム1，2，3）により，選ばれた運動が上手になっていくわけである。ところで一方，黒質からのドーパミン（DA）がneuro-modulator（神経修飾因子）として重要な働きをしていることは広く知られている。**図4-3A**に従うと，DAはニューロンに作用し，修飾作用を発揮する。

ところで，このモデルに当てはまるニューロン活動が線条体で記録されていて，それが線条体のTANニューロン（tonically active neuron；Aosaki et al., 1994）である。TANニューロンはアセチルコリンを伝達物質とする大型の介在ニューロンである。このTANニューロンが運動学習につれてどのようにその活動が変わっていくかを実際に記録されたものについて述べよう。

▶ サル線条体における条件づけとTANニューロンの活動

　サルにオペラント条件づけ学習を行わせ，学習の習熟過程と線条体ニューロンの関係について調べた論文がある。このとき記録されたニューロンは，常に活動電位を出して活動している緊張的活動性ニューロン（TAN；Tonically Active Neuron）と分類されているニューロンである。このニューロンは体を動かしたりしてもあまり活動しないが，感覚刺激には応じる性質を持っている。このニューロン活動は，先のグレイビエルのチャンク仮説（1998a, b）を支持するものとされている。このとき，使った学習課題は次のようなものである。サルを椅子に座らせておいてクリック音を聞かせる。それと同時に薄めたジュース（または水）を少しスプーンに出す（これが報酬になる）。するとサルは音が出ればジュースが出ることがわかり，ジュースが入ったスプーンを舐める。このような課題を週5日，毎日，続けて行いながら，その途中で線条体（尾状核と被殻）からニューロン活動を記録していく。そうすると，学習が進むにつれて線条体のニューロン活動がどのように変わっていくかをみることが出来る。

　図4-4はこのようにして記録することの出来たニューロン活動（複数のニューロンを同時に記録している）が学習するにつれて示した活動の変化である。学習しない前に記録してみたニューロン活動では，感覚刺激（クリック音）を与えてみても，ニューロンは何の応答も示していない。また，サルはスプーンを舐めることもしていない。しかし学習を開始してから1〜4日目には，クリック音に対して，ニューロンは弱いながらも応答するようになる。しかし，スプーンを舐める反応は起こっていない。だがこのことは，ともかく条件づけが始まったことを示している。この後は，学習が進むにつれて反応は大きくなり，それに伴って，スプーンを舐める運動（のEMG）がみられるようになり，15〜21日目には，ニューロンはクリック音に対して非常に強く反応するようになる。筋電（EMG）も大きく出るようになっている。図4-4Bは，こうした学習が進むにつれて，1日のうちに記録できたすべてのニューロン活動のうち，何個のニューロンがそうした変化を示したか（条

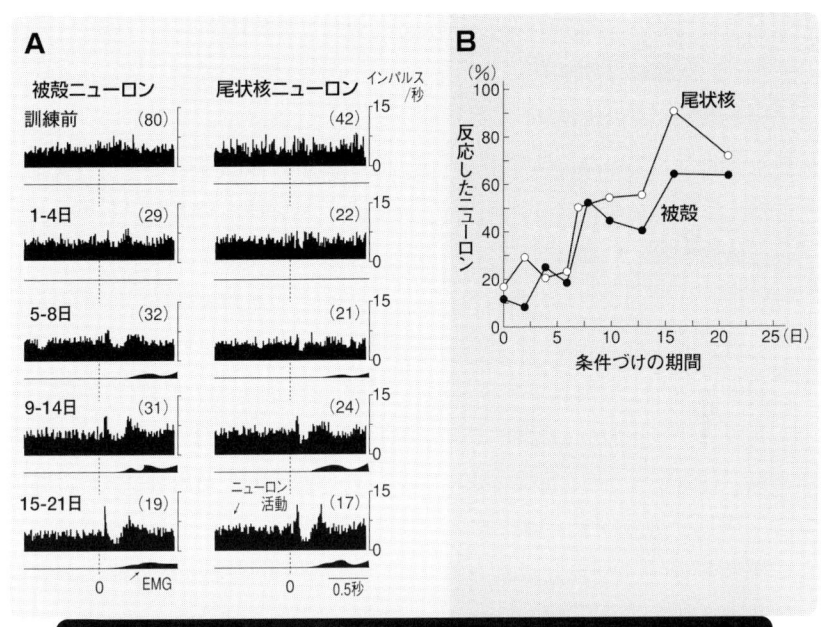

図4-4 TANニューロンの条件づけ (Aosaki et al., 1994；JNS Fig.10)

日を経るに従ってサルの学習が進み，それに伴ってニューロンの反応が増している。
A；ニューロン集団での表示法。1個1個の単一ニューロン活動（ユニット）の結果を複数個のユニットについて加算平均してヒストグラムを作っている。括弧内は加算平均に使ったニューロン数。時間の0点はクリック音の時点。
B；クリック音に応答したニューロンの割合。

件づけされていたか），その割合を百分率で示したものである。図に示されているように，学習をしない前でも，若干数のニューロンは，この学習課題で反応していた（被殻で11%，尾状核で16%）。それが学習するにつれて，学習課題に応じるニューロンの割合が増していき，学習完成時にはおおよそ60%（被殻）から80%（尾状核）のニューロンが活動するようになる。尾状核のほうが条件づけがやや強い傾向があるが，これは尾状核のほうが前頭前野との結合が強いことと関連づけられるかもしれない。これと関連して付け加えると，尾状核と密な線維連絡がある前頭前野のニューロンについても似たような結果が報告されていて，学習が進むに連れて記録できるニューロン

の数が増えてくる（Kubota & Komatsu, 1985）。

　同様に，条件づけが進むにつれて，ニューロン活動の様態が変わっていくことはシュルツら（Schultz et al., 1993）も中脳のドーパミン含有ニューロンについて報告している。この系は学習に際しては，報酬系の一環を形成している系であり，シュルツもドーパミン・ニューロンの活動の変化を報酬との関連で位置づけている。

　付け加えれば，こうした学習獲得に際してのニューロン活動の変化については，古くはラットにおいてオールズがきわめて体系だった研究を行っていた（Olds, 1977）。これについては前書で紹介してあるが（松波, 1985），簡単に繰り返すと，行動の条件づけを初期からI，II，III，IV期とすると，視床下部（I期）――視床非特殊核（II期）――視床後核（III期）――大脳感覚野（IV期）の順序でニューロンが条件づけされていく。これを考慮すると，線条体のニューロンはII～III期に条件づけが始まった可能性が強い。報酬系―嫌悪系（罰系）もこの時期にすでに出されてきた概念である。簡潔な紹介は日本語でもあるので，それを参照されたい（Olds, 1977，酒井（編））。学習獲得の経過とニューロン活動の変化との対応づけについては，このオールズの研究で原理的な性質はすべて出されていると思う。

前頭葉と記憶 II

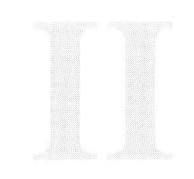

船橋新太郎

　毎年正月になると，気分を新たに学業や仕事に専念しなければならないと思うと同時に，昨年1年間に起こったさまざまな出来事に思いをめぐらす。楽しかったこと，苦しかったことなど，過去に体験したさまざまなことがらを脳裏に浮かび上がらせ，再体験できるのは，われわれが記憶という働きをもっているからである。記憶とは，過去の出来事や経験を貯蔵・保持し，何らかのかたちでそれを取り出し再現する機能と定義されている。

　一般に記憶というと，数日前，数週間前，あるいは数カ月前の出来事を思い出すことを指して使われることが多く，このような記憶は一般に長期記憶（long-term memory）とよばれている。一方，メモ帳で見つけた相手に電話をかける間だけ覚えておくというタイプの記憶も，われわれの生活には不可欠なものである。このような記憶は短期記憶（short-term memory）とよばれ，一時的な情報の貯蔵機構であるが，実はわれわれが日々の生活を営む上でたいへん重要な働きをしている。暗算をはじめ，思考や判断，そして会話や文章の理解も，短期記憶なしでは成り立たない。考えるために必要な前提となる知識や周囲の状況の一時貯蔵はもちろん，考えている途中に現れたさまざまなことがらやその結果思いついたことがらの記憶など，どのプロセスをとっても短期記憶なしに実行することはできない。このように，会話や文章の理解をはじめ，思考，推論や判断を行うためには，短期記憶が不可欠である。しかし，ここでの記憶は，ある情報を一時的に貯蔵する働きに加えて，貯蔵している情報を次々に更新する働きや，入力されてくる新たな情報との相互作用などにより，貯蔵している情報を操作・統合したり，新たな情報を生成したりなど，ある種の情報処理機能をも含むと考えることができる。そこで，会話や文章の理解をはじめ，思考，推論や判断などの場面で用いられる情報の一時貯蔵機構は，短期記憶と区別して，ワーキング・メモリー（working memory；作業記憶，作動記憶）とよばれている。ワーキング・メモリーは，このように，入力されてきた情報や処理途中の情報などの一時的な貯蔵庫であると同時に，貯蔵している情報の操作や統合などの情報処理機能をも含む情報処理機構である。

　最近のさまざまな研究により，前頭連合野（とくに外側部）がワーキング・メモリーに深く関わっていることが明らかにされてきている。前頭葉と記憶との関係を考える上で，ワーキング・メモリーを切り離すことはできない。前頭連合野とワーキング・メモリーの関係を考えるため，ちょっと遠回りになるが，ここではまず前頭連合野の損傷によりどのような障害が現れるのか，どのようなことができなくなるのかを紹介し，前頭連合野がどのような機能と関わっているのかを考察する。そして，ワーキング・メモリーとはどのような記憶機能であり，前頭連合野の機能がワーキング・メモリーとどのように関わるのか，さらに，前頭連合野でワーキング・メモリーがどのようなしくみで担われているのかを考察する。

5 前頭連合野とはどのような領域か

　前頭連合野（prefrontal cortex）は，われわれの額のすぐ後ろにある大脳皮質の一部分である。大脳皮質の一部分ではあるが，この部分は大脳皮質全体の3割を占める大きな領域であり，また霊長類でよく発達し，なかでもヒトでもっとも大きく発達した領域である。動物の脳を並べて比較すると，ヒトの脳における前頭連合野の大きさには目を見張るものがある。ヒトの大脳でもっとも大きな面積を占め，そして，ヒトでもっとも大きく発達した領域であることから，前頭連合野こそヒトが人であることの基礎を与える場所であると考えられた（あるいは，知性の座（site of intelligence）と考えられた）。しかしながら，不思議なことに，前頭連合野が損傷を受けても，感覚・知覚障害，運動障害，言語障害，記憶障害（健忘症）などの変化は観察されなかった。頭頂連合野や側頭連合野が損傷を受けると，失行，失認，あるいは健忘症など，顕著な障害が生じるのに比べると，前頭連合野の損傷で観察される障害はないに等しく，また，知性の著しい変化も観察されることはなかった。また，外部からさまざまな刺激を与えて前頭連合野に取り付けた電極から誘発電位を記録しようと試みても何も記録されず，また，前頭連合野を直接電気刺激しても何ら反応を生じさせることはできなかった。このようなことから，前頭連合野は，他の連合野と比較して，機能的には無意味な領域と考えられ，「沈黙野」（silent area）ともよばれた。
　このように，前頭連合野はヒトが人たる基礎を与える最重要な場所であると考えられる一方で，機能的には大して重要な場所ではないという相反する考えも唱えられた。しかし，前頭連合野に損傷のある人の詳細な研究は，前頭連合野が「沈黙野」ではなく，ヒトがさまざまな認知活動を行う上で不可欠な機能をもつ領域であることを明らかにした。そして，前頭連合野は「連合野の中の連合野」といわれる。なぜ前頭連合野が「連合野の中の連合野」と考えられるようになったのかを考えてみよう。

▶ 前頭連合野の機能区分

　まず，前頭連合野の位置や特徴を調べてみよう。図5-1はヒトの大脳左半球を横からみたものである。大脳皮質は，その表面の溝（大脳溝）を手がかりに，大きく4つの部分（前頭葉，頭頂葉，側頭葉，後頭葉）に分けられている。このうち前頭葉（frontal lobe）は，中心溝（central sulcus）より前にある大きな部分を指す。前頭葉は，中心溝のすぐ前にある第1次運動野，その前にある運動前野や補足運動野などの運動関連領域と，これら運動関連領域のさらに前にある前頭連合野（前頭前野ともよばれる）に分けられる。

　前頭連合野は前頭葉の中の運動関連領域より前の部分に相当するが，解剖学的にみると，間脳の視床（thalamus）にある背内側核（mediodorsal nucleus）とよばれる核から神経線維の投射をうけている領域と定義することもできる。このように定義すると，大脳溝をもたない動物や，大脳溝が十分に発達していない動物においても，前頭連合野の場所や広がりを決めることができる。このような方法で前頭連合野を定義すると，図5-2にみられるように，ヒトでは大脳皮質の約3割を占める大きな領域であるが，チンパンジーでは約17％，マカクザルでは約12％，ネコでは約3％を占めるにすぎない部分となる（Fuster, 1997）。このように，前頭連合野は，哺乳類の中でも霊長類で，霊長類の中でもヒトでもっとも大きく発達した大脳皮質領域であるということができる。

　このようにヒトで大きく発達した前頭連合野は，解剖学的にみても，機能的にみても一様な領域ではなく，いくつかの領域に区分できる。口絵5-1はメスラムによる脳地図の例である（Mesulam, 2000）。彼は大脳皮質を機能的な特徴をもとに4つの領域（1次領域，単一モダリティ連合野，複合モダリティ連合野，辺縁系周辺領域）に分類した。「1次領域」（primary area）とは，第1次視覚野，第1次聴覚野，第1次体性感覚野，第1次運動野など，感覚入力を直接受け取ったり，運動情報を直接出力する領域を指す。「単一モダリティ連合野」（unimodal association area）とは，1次領域の周辺に存在する高次視覚野，高次聴覚野などの高次感覚野や，運動前野，補足運動野な

図5-1 ヒトの大脳皮質

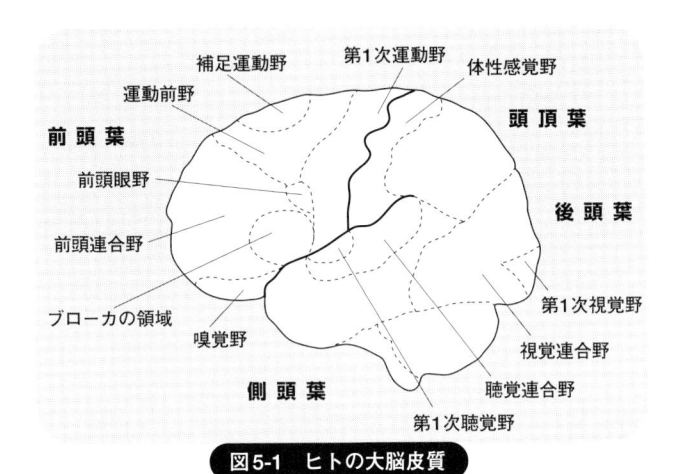

図5-2 大脳皮質上の前頭連合野の割合（Fuster, 1997）

どの運動連合野を指す。「複合モダリティ連合野」（heteromodal association area）とは，異種感覚情報の処理や統合に関わる，いわゆる連合野（たとえば，前頭連合野，頭頂連合野，側頭連合野など）を指す。そして，「辺縁系周辺領域」（paralimbic area）は，大脳の中心部に存在し，感情や情動や動機づけなどに関わる辺縁系領域を指す。この分類を前頭連合野にあてはめると，外側面が複合モダリティ連合野に分類され，内側面および眼窩面は辺縁系周辺領域に分類されることがわかる。このように，前頭連合野は機能的に均一な領域ではなく，外側面を中心とする複合モダリティ連合野と，内側面や眼窩面を中心とする辺縁系周辺領域の，機能的に異なる2種類の領域から構成されている。

一方，**口絵5-2**はブロードマンによる細胞構築学的地図（cytoarchitectonic map）をもとに，ペトリデスとパンディヤにより提案されたヒトとマカクザルの前頭連合野の細胞構築学的分類を示したものである（Petrides & Pandya, 1994）。解剖学的な特徴（たとえば，層構造の違い，存在する細胞の種類や密度の違いなど）により分類したもので，前頭連合野を多くの領域に分割できると同時に，ヒトの前頭連合野の各部位に相当する部位がマカクザルの前頭連合野にも存在することがわかる。大脳皮質の多くの領域で，細胞構築学的に区分されたそれぞれの領域に機能的な差異が認められることから，前頭連合野内で区分されたこれらの領域間に機能的な差異が存在すると考えられる。前頭連合野におけるこのような機能的な差異は，サルを用いた局所破壊実験でも明らかにされている（Rosenkilde, 1979）。

▶ 前頭連合野はどこから入力を受けるか

口絵5-3は，ジョーンズとパウエルによって報告された，大脳皮質内での感覚情報の伝達経路である（Jones & Powell, 1970）。それぞれの図には，入力された感覚情報を受容する部位（色の濃い領域）と，そこから情報が送られる部位（色のうすい領域）が示されている。たとえば，体性感覚情報は中心溝のすぐ後方にある体性感覚野に入力し，その情報はそのすぐ後方の頭頂

連合野の5野や，前方の第1次運動野や補足運動野に送られる（上段左の図）。頭頂連合野の5野に入力した体性感覚情報は，さらに後方の7野，あるいは前頭葉の6野（運動前野や補足運動野）に送られる（上段中央の図）。7野に入力した情報は，さらに前頭連合野の46野や45野，側頭連合野の上側頭溝（superior temporal sulcus; STS）に存在する多感覚処理領域（poly-sensory area），帯状回（cingulate gyrus; CG）などに送られる（上段右側の図）。同様に視覚情報は，後頭葉に入力した後，視覚連合野，側頭連合野を経由し，最終的には前頭連合野の46野に入力する。また，聴覚情報も，側頭葉の聴覚野に入力した後，聴覚連合野，側頭連合野を経由して，前頭連合野の10野，12野に入力する。このように，いずれの感覚情報も，大脳皮質の第1次感覚野に入力した後，側頭・頭頂連合野を経由して前頭連合野の外側部に送られることがわかる。

　図5-3はペトリデスによってまとめられた前頭連合野と他の大脳皮質領域との解剖学的関係を示したものである（Petrides, 1994）。この図や，先の口

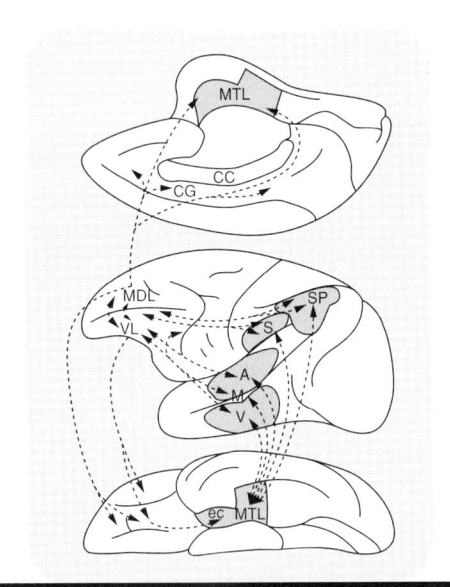

図5-3　連合野間の情報伝達のようす（Petrides, 1994）

絵5-3でもみられるように，前頭連合野にはさまざまな種類の感覚情報が入力されるが，いずれも他の連合野，感覚連合野において処理された情報であり，第1次感覚野からの情報を直接受け取ることはない。前頭連合野へ入力する感覚情報は，いずれもメスラムの分類による複合モダリティ連合野を経由して入力する。このような理由で，前頭連合野は「連合野の連合野」とよばれる。また，感覚情報と同時に，辺縁系を構成する帯状回，扁桃体（amygdala），内嗅皮質（entorhinal cortex）などから情動や注意や記憶に関わる情報を受け，このような情報が前頭連合野における情報処理に大きな影響を与えている。

▶ **前頭連合野はどこへ情報を出力するか**

前頭連合野と他の皮質領域，皮質下領域との解剖学的関係の特徴は，図5-3にもみられるように，情報の入力を受けるほとんどの領域と双方向性の結合関係を持っていることにある。たとえば，図5-3でも示されているように，頭頂連合野，側頭連合野との間に密な双方向性の線維連絡をもち，たえず情報の授受が行われている（Petrides, 1994）。

皮質下の領域としては，大脳基底核（basal ganglia）の中の尾状核（caudate nucleus）への出力が重要である（Selemon & Goldman-Rakic, 1985）。尾状核への出力は，淡蒼球内節や黒質網様部，視床の背内側核や前腹側核を経由して前頭連合野にもどるループを構成している（Alexander et al., 1986）。また，前頭連合野は視床の背内側核との間で強力な双方向性の線維結合をもっている（Giguere & Goldman-Rakic, 1988）。しかし，大脳基底核を経由するフィードバック・ループや視床の背内側核との間の双方向性線維結合がどのような機能と関連しているのかは，まだ十分には理解されていない。

一方，運動系との結合は，感覚系からの入力と同様に，直接第1次運動野に出力を出すのではなく，図5-4にみられるように，主として運動連合野に相当する前補足運動野（pre-supplementary motor area）（Bates & Goldman-Rakic, 1993），あるいは前帯状回運動野（cingulate motor area）や運動前野

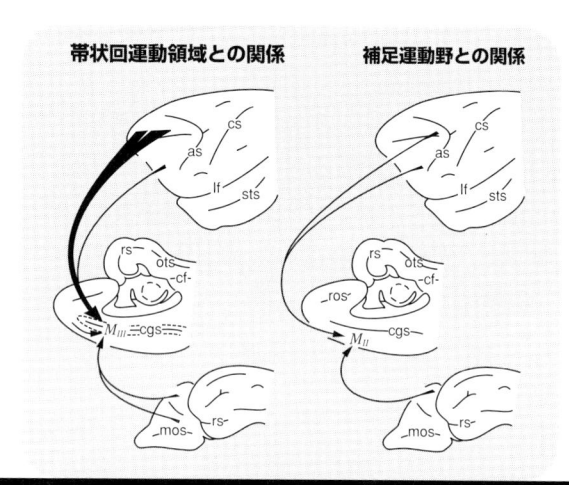

図5-4　前頭連合野から運動関連領域への投射（Morecraft & van Hoesen, 1993）

（premotor area）（Morecraft & Hoesen, 1993）を経由して，補足運動野（supplementary motor area），運動前野，第1次運動野などに出力する。

▶ 前頭連合野の構造や入出力関係から何がわかるか

　さまざまな感覚情報が大脳皮質に入力されるが，それらはいずれも第1次感覚野で処理された後に，周辺の単一モダリティ連合野を経由して，側頭葉・頭頂葉の複合モダリティ連合野に入力される。前頭連合野の特徴は，単一モダリティ連合野からではなく，側頭葉・頭頂葉の複合モダリティ連合野から入力を受けることにある。いずれの感覚情報も，側頭・頭頂連合野を経由して，前頭連合野の外側部に入力する。したがって，前頭連合野は外界から入力したあらゆる感覚情報を取り込むことができる。しかし，前頭連合野に入力する情報は，第1次感覚野に入力されたものと同じではない。前頭連合野に入力する情報は，注意により選択され，他の連合野，感覚連合野において統合・再合成などさまざまな処理や意味づけを受けたものである。同時に，辺縁系を構成する帯状回（Arikuni et al., 1994）や扁桃体（Porrino et al., 1981）を経由して，情動や動機づけに関わる情報を受ける。このように，前

頭連合野は，脳内での情報処理に必要などのような情報をも取り込むことができる線維結合をもっている。したがって，前頭連合野は感覚情報処理の最終段階に位置づけられる構造であると考えることができる。

　一方，前頭連合野と他の皮質領域や皮質下領域との解剖学的関係の特徴は，前頭連合野が情報の入力を受けるほとんどの領域と双方向性の線維結合を持つことにある。このような関係により，これらの領域から情報を受け取ると同時に，これらの領域に出力を出して，行われている情報処理過程に影響を与え，その働きを変容させることができると考えられる。このような影響は，前頭連合野からのトップ・ダウン信号として，現在その意味づけやどのような情報がどの領域に出力されるのかの研究が進められている（Naya et al., 2001；Tomita et al., 1999）。

6 人の損傷例から知る前頭連合野の機能

　前頭連合野の働きを理解するための方法として，前頭連合野に何らかの原因で損傷をもつ人の行動をそうでない健常な人の行動と比較することが試みられている。そして，前頭連合野の損傷による変化は，一般に「性格の変化」や「知性の変化」という表現で説明されている。このような変化がどのようなものなのか，具体的な例をいくつかみてみよう。

▶ フィネアス・ゲージ

　前頭連合野に損傷を負った人の中でもっとも有名で，性格の変化の例としてよく取り上げられる，フィネアス・ゲージ（Phineas Gage）の例を考察してみよう（ダマシオ，2000；Macmillan，2000）。1848年9月13日の夕方，アメリカ合衆国ヴァーモント州の片田舎キャベンディッシュという町の郊外で爆発事故が起こった。当時そこでは，ヴァーモント州のラットランド市とバーリントン市を結ぶ鉄道の敷設工事が行われていた。この地域を通過する線路の敷設場所をあらかじめ設定し，敷設のための準備をする一団がおり，その責任者が20代半ばのゲージであった。彼らは，キャベンディッシュの郊外で線路の敷設予定地をさえぎる大きな岩に出くわし，その日，それを火薬で爆破するための作業を行っていた。岩を爆破するためには，まず岩に小さな穴を1m近く掘り，その穴の中に火薬を詰め，導火線をセットする。その後，穴の残りの部分に砂を詰め，すき間なく砂が詰まるように特殊な金属棒を使って砂を押し固めた後，導火線に点火して岩を爆破する。この日もいつもの手順にしたがって作業が進められていた。岩に穴を掘り，その中に火薬を入

れたところで，この作業をしていたゲージに声をかけた者がいた。彼と話し終えて作業にもどったとき，ゲージは火薬の上に砂を入れたと思い込み，砂を押し固めるための金属棒を穴の中に差し込んでしまった。そのとき，棒の先端が岩に接触して火花が飛び，それが火薬に引火して爆発が起こった。火薬の爆発により差し込んでいた金属棒が勢いよく外に飛び出し，フィネアスの顔面を直撃する。金属棒は，ゲージの左頬下から入り，頭の中央から飛び出した。作業に関わっていた人たちが驚いてゲージのほうを見ると，ゲージ自身は，何が起きたのかわからないかのように，呆然と立ち尽くしていたといわれる。事故直後のゲージは意識もあり，自分で立ち，歩くこともできた。彼の仲間たちは，すぐにゲージを荷車にのせ，近くの医師のもとに運んだ。

　ゲージを診察し，その後の治療に関わったのがジョン・ハーロウ医師で，そのときの様子，そしてゲージのその後の経過が彼によって報告されている（Macmillan, 2000）。ハーロウ医師の献身的な努力の結果，ゲージは一命をとりとめ，もとの生活に近い生活をおくれるようになる。爆発による事故により左目は損傷を受けて見ることはできなかったが，視覚や聴覚，体性感覚の異常はとくになく，言語障害や，運動機能の目立った障害もなかった。さらに，一般的な知識や記憶，学習の障害も認められなかった。事故前のゲージは，20代の半ばという若さで線路敷設工事の先遣隊の責任者という任務を鉄道会社から与えられていたことからもわかるように，計画性があり，計画を最後まで粘り強く遂行する責任感をもち，同時に同僚たちからも人望のあつい好青年であった。しかし，事故後の彼はその性格が一変してしまった。計画性はなくなり，移り気で，優柔不断で，また感情の起伏が大きく，さらに社会性がなくなり，もとの同僚たちともいっしょに仕事をすることもできなくなってしまう。ゲージの感覚・知覚能力，運動能力，一部の知的能力や認知能力に変化はなかったものの，「今のゲージは，かつての彼ではない」と表現されるように，彼の性格や個性がこの事故による脳損傷により大きく変化した（ダマシオ，2000）。

　フィネアス・ゲージがこの事故によって損傷を受けた場所こそ前頭連合野

であり，その場所や大きさの詳しい検索が，残されたゲージの頭蓋骨をもとに，ダマシオらのグループにより行われている（Damasio et al., 1994）。その結果，左半球の前頭連合野の外側部や左側の前頭葉眼窩部（orbitofrontal cortex）が大きく損傷を受けていたこと，しかし言語発現に関わるブローカ野は損傷から免れていたこと，などが明らかになっている。このことは，前頭連合野の外側部や眼窩部が，人がもつ計画性，感情のコントロール，社会性などの発現に関わっていることを示している。

▶ ある弁護士の例

　脳内出血により左側前頭連合野に損傷を負った弁護士の例が，1985年にアメリカのテレビ局（PBS）で放映された"The Mind"（『こころ』）というシリーズの中で紹介されている。この人は将来を嘱望されてある法律事務所に入った若い弁護士である。あるときひどい頭痛に襲われ，入院して精密検査を受けたところ，左側前頭連合野の外側部に出血が確認され，すぐに除去手術を受ける。しかし，左側前頭連合野の外側部に比較的大きな損傷が残ってしまう。術後はとくに異常もなく，さまざまな神経心理学的検査もパスして，ほどなく退院する。退院後しばらくは自宅で療養するが，法律事務所からの誘いもあり，間もなく事務所に復帰する。復帰した最初の仕事は，事務所がかかえているある裁判の判例を調べてくる仕事であった。必要なことがらを手帳にメモし，自分が学生時代を過ごした大学の図書館に入る。しかし，図書館に入ったところで，自分が何のためにここに来たのかがわからなくなってしまう。何かを調べにきたのだろうと考え，書庫の中に入り，そこらあたりの本を手にとってみるが，頭の中は混乱するばかり。仕事の内容を手帳に書いたことを思い出し，開いて読んでみるが，何をどうしたらいいのかまったくわからない。しかたがないので閲覧室にもどり，椅子にこしかけて夕方まで時間を過ごし，事務所に帰った。事務所の同僚は，判例のまとめができあがっているものと思って提出するように促すが，何もできなかったと聞いて驚く。番組では，患者本人による説明が続く。その後1カ月ほどその事

務所で働くが，復帰第1日目のような状態がずっと続き，弁護士としてはもちろん，アシスタントとしても働くことができないことがわかる。事務所の同僚は，法律用語に関する知識や記憶は今でも完璧で，ふだんの行動や言動も手術前後でまったく変化がない，術前の彼そのままであるにもかかわらず，弁護士の仕事を続けられないとは，以前の彼をよく知っているだけに大変悲しい，と説明する。本人の説明によると，その後いくつもの職につくものの長続きできず，今はある運送会社に勤め，配管部品を毎日決められた場所に決められた道順で配送しているという。法律用語に関する知識や記憶はもちろん，一般常識に関する知識にまったく変化はない。そしてもちろん，感覚・知覚・認知障害，運動障害，言語障害などもまったくみられない。習慣として行っている毎日の生活にもとくに問題はない。しかし，将来に関する先見性や計画性がなくなり，また，日常生活で生じる大小さまざまな問題を解決できなくなってしまった，と訴える。たとえば，配管部品をいつもの道順でいつもの場所へ配送することはできるが，工事や事故などでいつもの道路を走ることができず，迂回したり，別の道路を使う必要が生じると，立ち往生してしまって先に進むことができない，という。

▶ 別の弁護士の例

　神経心理学の教科書である "*Fundamentals of Human Neuropsychology*"（『神経心理学の基礎』）に，ある弁護士の例が掲載されている（Kolb & Whishaw, 1996）。この弁護士は，前頭連合野の損傷後もIQは140と高く，法律関係の記憶にはまったく変化がなかったにもかかわらず，弁護士としての仕事を続けることができなかった。一般的には，自発性の欠如とか，積極性の欠如と考えられる変化が顕著で，損傷後は，朝起きてもベッドからなかなか出ようとせず，テレビがついていると目的や興味もなく何時間でもテレビを見続ける。妻が法律事務所に出かけるようにせかすと出かけるが，事務所に来ても仕事をするわけではなく，他の同僚に話しかけて仕事のじゃまをする。彼が事務所に来ると仕事のじゃまになるが，彼の法律に関する知識は事

務所の職員の貴重な情報源であったため，自宅に待機してもらい，必要なときに彼に電話で問い合わせ，必要な情報を得る，という方法をとったという。

▶ 人の損傷例からわかること

　人で観察される前頭葉症状として，ダマシオらは，性格や感情（情緒）の変化，知性の変化，予期せぬ出来事に対する適切な行動の欠如，社会的行動の変化などの項目をあげている（Heilman & Valenstein, 1995）。また，コルブとウィショウは『神経心理学の基礎』の中で，前頭連合野の背外側部の障害として，発散的思考の障害（たとえば，答えが一義的に決まってしまうような収束型の思考はできるが，答えがたくさんあり，どれを選んでもいいようなタイプの思考ができない。後で説明する流暢性課題で観察される），外的な刺激による行動制御の亢進（不適切な刺激に対する反応抑制の欠如，連合学習の障害など），短期記憶の障害，空間定位の障害などをあげている（Kolb & Whishaw, 1996）。フィネアス・ゲージや弁護士の例にみられるように，前頭連合野の損傷により失われる機能は，感覚・知覚機能，運動機能，言語機能，学習や記憶機能ではない。前頭連合野の損傷による変化の一つは，「性格の変化」いう表現で説明されているように，積極性，計画性，自主性が喪失し，無気力で，周囲の出来事に無関心になり，そして，小児的な態度や行動をとるようになる（二木，1984；Stuss & Benson, 1986）。また，知能指数（IQ）や標準的な知能検査（WAIS-R）ではほとんど変化は認められないが（いずれも，ステレオタイプな方法で問題解決が可能であったり，収束型の思考のみを必要とするため），実生活のさまざまな場面で遭遇する問題解決能力の欠如が，もう一つの変化である「知性の変化」の例として取り上げられている。この他にも，外界に現れる刺激に対するステレオタイプな反応が顕著に現れ，それを抑制することができず，その刺激に固執する傾向が生じるとか，行動の手順や計画をたて，それを実行することができない，といった障害が生じることも知られている（Stuss & Benson, 1986）。

　前頭連合野の損傷により損なわれる機能は，感覚や運動や言語機能ではな

く，過去の記憶や学習能力でもない。毎日の生活が同じ行動パターンの繰返しであれば何ら問題を生じることはない。しかし，それが実行できない場面に遭遇すると，行動できなくなってしまう。今までに獲得したさまざまな記憶や経験が脳の中に貯蔵されているにもかかわらずに，である。このようにみてくると，前頭連合野の機能とは，ただ外界の情報を認知し，処理し，貯蔵するといった働きではなく，認知した外界の情報や記憶している過去の経験や情報をもとに，今おかれている場面でもっとも適切な行動を組み立て，実行する働きである，と考えることができる。このような機能は実行機能（executive function）と呼ばれている（Stuss & Benson, 1986）。これには，適切な刺激に注意を向け，不適切な刺激を抑制する働き，ある目的を達成するために行為のプランをたてる働き，必要な情報を更新したり監視したりする働き，長期記憶に貯蔵されている情報の処理，内的，外的な状態のモニタリング，などが含まれている（Funahashi, 2001；Roberts et al., 1998）。

　実行機能とは，たとえていえば，株式会社の取締役会のようなものである。取締役会の下にあるさまざまな部や課や係や事業所は，取締役会がなくても独立して仕事をすることができる。しかし，会社が確実に利益をあげていくためには，会社としての方針を定め，それに向かって進めるように部や課や事業所のあり方を検討し，仕事内容を決定し，それぞれの部署間の調整をする必要がある。そのような仕事をするのが，取締役会である。取締役がいなくても部や課が独自に方針をたて動くことはできるが，会社全体として確実に利益をあげるためには，このような調整機関が必要になる。このような調整機関の働きこそが実行機能である。

　このように考えると，実行機能（取締役会）の障害により，感覚・知覚機能，運動機能，言語機能，学習や記憶機能（部や課や事業所の活動）を何ら損なうことなく，行動の手順や計画をたて，それを実行することができないため，実生活のさまざまな場面で遭遇する問題を容易に解決できない（時代の要請にあった製品を産み出し，利益を維持することができない）という状態が生まれる。この状態こそが，前頭連合野損傷による障害である。

7 検査課題から知る前頭連合野の機能

　前頭連合野の損傷により生じる障害は，単純な感覚・知覚・認知障害や，運動・行動・行為障害，あるいは，学習や記憶障害といったかたちで記述できるものではない。前頭連合野の機能障害を検討し，その特徴を明らかにする目的で，さまざまな検査課題が考案されている。どのような検査課題が使われているかを紹介することにより，前頭連合野損傷による障害がどのようなものか，考えてみよう。

▶ ウィスコンシン・カード分類課題

　前頭連合野の検査で大変有名な課題が，ウィスコンシン・カード分類課題（Wisconsin card sorting test）である。この課題では，**口絵7-1**に示すように，トランプのようなカードを使い，このカードをあるカテゴリーにもとづいて分類させる（Milner, 1963）。カードの表側には，4種類の図形（三角形，星形，十字，円形）のいずれかが，4種類の色（赤，緑，黄，青）のいずれかで，1〜4個描かれている。図形の違い，色の違い，図形の数の違いをもとに64種類（4×4×4）のカードを作成し，それを2セット組み合わせた合計128枚のカードを用いて行う。**口絵7-1**に示すように，テーブル上に4枚のサンプル・カードを置き，また被験者の前に128枚の分類すべきカードを置く。被験者には，カードを1枚ずつ取り，それをカテゴリーにしたがって分類するように告げる。分類に用いるカテゴリーは，図形の形，色，図形の数の3種類である。**口絵7-1**の例で考えると，分類すべきカードには赤の十字が2個描かれているので，分類カテゴリーが「色」であればカードは一番左

側のサンプル・カードの横に，カテゴリーが「形」であれば右から2番目のサンプル・カードの横に，あるいは，「数」であれば左から2番目のサンプル・カードの横に置かれることになる。この課題の特徴の一つは，どのカテゴリーでカードを分類するかは実験者が決定し，被験者には教えないところにある。被験者がカードを4枚のサンプル・カードのどれかの横に置くと，その分類カテゴリーが実験者のものと一致すれば実験者は被験者に「正解です」と告げ，一致しなければ「間違いです」と告げる。実験者が告げる「正解」か「間違い」かをもとに，実験者が考えているカテゴリーを試行錯誤で探し，正しいカテゴリーでカードを分類し続けることが要求される。この課題のもう一つの特徴は，正しいカテゴリーでカードを分類し続けていくと，実験者が突然分類カテゴリーを変更するところにある。あるカテゴリーでカードを10枚程度連続して正しく分類できたら，分類を達成できたとする。あるカテゴリーでの分類が達成できたら，実験者は分類カテゴリーを変更する。そこで，被験者はふたたび試行錯誤で正しいカテゴリーを探し，そのカテゴリーで分類し続けることになる。

　この課題で必要なことは，分類に必要なカテゴリーの記憶（一時的な貯蔵）である。記憶するのはカテゴリーであり，個々の色や形ではない。カードごとに描かれている形や色や数の違いに惑わされたり注意をそがれたりせずに，あるカテゴリーで分類を維持するため，カテゴリーの記憶が必要である。また，途中でカテゴリーが変更され，新たなカテゴリーを試行錯誤で見出さなければならない。そこで，外界から入力される情報（実験者が告げる「正解です」や「間違いです」）にもとづいて，一時貯蔵している情報の変更や更新などの操作が必要である。

　この課題では，128枚のカードすべてを分類し終えるまでに達成できたカテゴリー数が課題の成績として用いられる。前頭連合野に損傷のある人では，達成カテゴリー数が1〜2と少ないことが示されている（Stuss et al., 2000）。その原因として，正解の得られていたカテゴリーへの固執傾向，1つ前に選んだカテゴリーへの固執傾向，あるいは，外部刺激への依存性などがあげら

れている。

▶ ヴィゴツキー・テスト

ウィスコンシン・カード分類課題に類似した課題としてヴィゴツキー・テスト（Vygotsky Test）がある（鹿島と加藤，1992）。このテストでは，図7-1に示すように，色，形，高さ，大きさの異なる22個の積み木が使われる。22個の積み木は，赤，黒，黄，緑，白の5色のうちのいずれかが塗られ，形は円形，正方形，三角形，台形，六角形，半円形の6種類のうちのいずれか，大きさは大，小のいずれか，高さは高いもの，低いもののうちいずれかから成る。被験者は，何らかのカテゴリーにもとづいて，これら22個の積み木を4つのグループに分類するように要求される。「色」は5色あるため4グループには分けられず，「形」は6種類あるので4グループには分けられない。「大きさ」，「高さ」はそれぞれ2種類ずつあるので，これらを組み合わせることにより，22個の積み木を4つに分類することができる，ということがわ

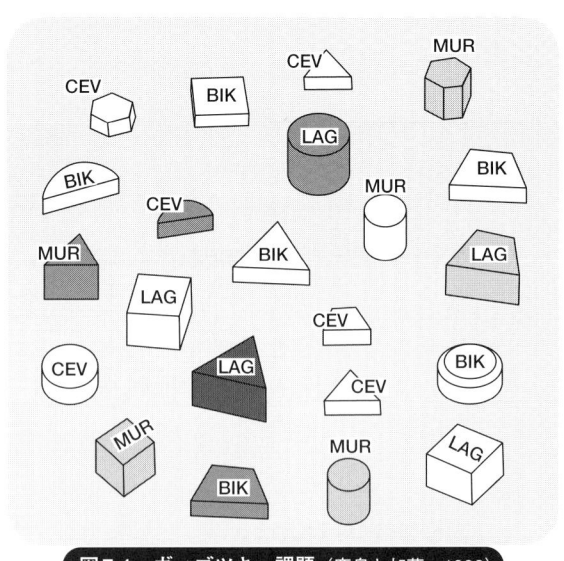

図7-1 ヴィゴツキー課題（鹿島と加藤，1992）

かれば正解である。色や形の違いに惑わされず，「大きさ」と「高さ」で分類できればよい。前頭連合野に損傷のある人では，ある特徴に固執する傾向が強く，特徴の組み合わせに気づくことが難しいため，達成度が著しく低いことが知られている。

▶ ストループ課題

　ストループ課題（Stroop Test）という課題もよく使われる（Cohen et al., 1990；Stuss et al., 2001）。この課題は，提示された刺激に対するステレオタイプな反応を抑制できるかどうかを調べることができる。この課題は全部で3ステージから成る。口絵7-2に示すように，まず色を表す文字が提示され，被験者はそれを声を出して読む。次に，いろいろな色で塗られた円などが提示され，その色名を答える。最後に，色を表す文字がさまざまなインクの色で提示され，文字が書かれているインクの色名を答えるように要求される。口絵7-2の例では，青いインクで「赤」という文字が書かれているので，「あお」と答えなければならない。このような場合にわれわれの示すステレオタイプな反応は，書かれている「赤」という文字に反応して「あか」と答えることだが，その反応を抑制し，インクの色である「あお」という異なる色名を答えなければならない。このように，ストループ課題は，提示された刺激に対して生じるステレオタイプな応答を抑制し，必要な別の反応を生じさせられる能力を調べるもので，前頭連合野に損傷のある人で成績の悪いことが知られている（Stuss et al., 2001）。

▶ 新近性記憶課題

　前頭連合野に損傷のある人では，明確な記憶障害（健忘症）は起きないことが知られている。しかし，記憶しているエピソードの起こった時間的な順序の想起に問題のあることが報告されている（Milner et al., 1991；Stuss & Benson, 1986）。このような問題を検査するため，新近性記憶（recency memory）課題と呼ばれる課題もよく使われる（鹿島と加藤，1992）。この

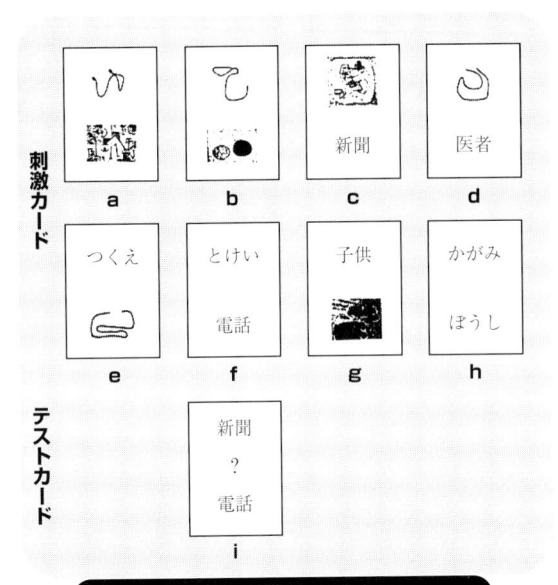

図7-2 新近性記憶課題（鹿島と加藤，1992）

課題は事象の起こった時間的な順序に関する記憶を検査するものである。図7-2に示すように，1枚のカードに2つの絵や文字が描かれた8枚の刺激カードを順に提示する。刺激カードを提示し終わった後，8枚の刺激カードに描かれていた絵や文字の中の任意の2つが描かれたテスト・カードを提示し，「先に提示されたのはどちらか」，あるいは，「後に提示されたのはどちらか」，を問う。前頭連合野の損傷では，テスト・カードに描かれた2つの絵や文字のうち，見せられた刺激カードに含まれていたのはどちらかを問う再認課題の実行には問題がないが，事象の起こった時間的な順序に関する記憶を必要とする新近性記憶課題で成績が悪くなることが知られている。

▶ **自己順序づけ課題**

同じくある種の記憶を必要とする課題で，自己順序づけ課題（self-ordered task）というのがある（Petrides & Milner, 1982）。この課題では，同じ12個の物や絵が異なる配置で描かれた12枚のカードを用意する。被験

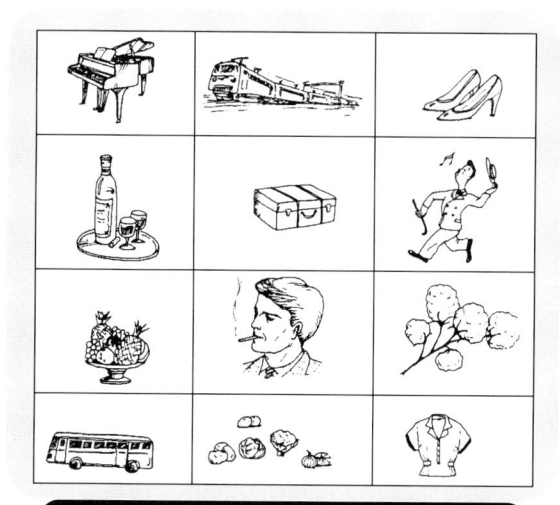

図7-3　自己順序づけ課題（Petrides & Milner, 1982）

者に図7-3のような1枚のカードを提示し，そこに描かれている12個の絵の中の任意の1個を選ぶように指示する。被験者が絵を選んだら別のカードを提示し，その中の12個の絵のうち，先に選んだもの以外の絵を1個選ぶように指示する。このようにして，今まで選択していない物や絵を次々に選択させる課題が，自己順序づけ課題である。この課題では，自分が選択した絵に関する記憶，その記憶を次々に更新していく操作，その記憶とカード上の絵を照合し，記憶にないものを選択する監視機能（モニター機能）が必要である。前頭連合野に損傷のある人では，4～5枚程度は正答を続けることができるが，それ以上の枚数になると一度選んだ絵をふたたび選ぶエラーが増大する。

▶ 流暢性課題

　自己順序づけ課題に似た課題で，流暢性課題（fluency test）がある。この課題には，図7-4の左図に示すような，「s」や「c」で始まる英単語（ただし，固有名詞は除く）をできるだけたくさん書かせる単語の流暢性テストや，

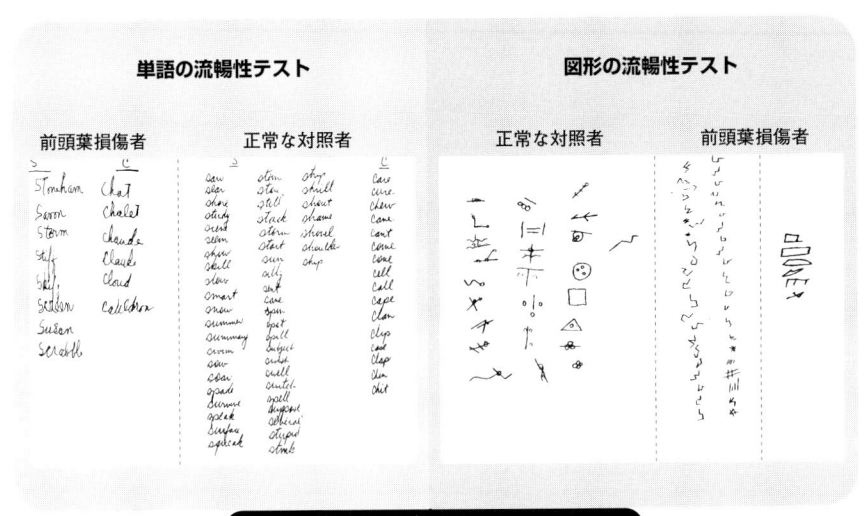

図7-4 流暢性課題（Kolb & Whishaw, 1996）

図7-4の右図に示すような，異なる図形をできるだけたくさん描かせる図形の流暢性テストなどがある（Kolb & Whishaw, 1996）。この課題には，長期記憶から必要な情報を再生する操作機能や，新たな情報を記憶から選択するモニター機能が必要であると考えられる。図7-4に示すように，前頭連合野に損傷のある人では，書ける単語の数や描ける図形の数が少なく，また書けたとしても同じ単語や図形の繰返しが多いことが知られている。

▶ 検査課題からわかる前頭連合野の機能

　鹿島と加藤は，前頭葉症状を特徴づける検査方法の特徴をもとに，前頭葉症状に特有な障害の形式として次の5種をあげている（鹿島と加藤，1992）。それは，概念またはセットの転換障害（固執傾向が顕著で，カード分類課題やヴィゴツキー・テストで観察される），ステレオタイプの抑制の障害（習慣的な行為や認知傾向を抑制できないために生じるもので，ストループ課題で観察される），複数の情報の組織化の障害（新近性記憶課題や自己順序づけ課題で観察される），流暢性の障害（流暢性課題で観察される），言語によ

る行為の制御の障害（実験者のする行為とは異なる行為をしなければならないことを説明できるにもかかわらず，実験者のまねをしてしまう）である。このように，前頭連合野の障害といっても実にさまざまなものがあり，いずれにも共通する障害の特徴を見出すのは容易ではない。

　しかしながら，前頭葉症状を特徴づける検査方法の多くが，外的に提示された刺激に対する直接的で反射的な反応を抑制し，内的に表象している情報や内的に処理した情報にもとづいて，一種の問題解決行動をすることを要求していることは注目に値する。われわれが問題解決に直面したときには，記憶・知識などの内的な情報の一時的な活性化，外的情報の内的表象，それらの操作や処理，複数の情報の関連づけなどを行い，行動の内的モデルを形成し，それにもとづいて行動を起こす。前頭連合野の損傷にみられるいくつかの障害，たとえば，カード分類課題にみられる概念の転換の障害，複数情報の組織化の障害，単語の流暢性課題などにみられる流暢性の障害などは，情報の内的表象や情報の内的処理の障害，あるいは，内的に表象された情報にもとづく行動発現の障害として理解できるのではないかと思われる。

8 動物を用いた破壊実験から知る前頭連合野の機能

前頭連合野に損傷をもつヒトの行動研究により前頭連合野の機能が明らかにされてきている。しかし，前頭連合野は大きな領域であり，それはまたいくつものサブ領域を含んでいること，ヒトの臨床例では前頭連合野の広い領域に損傷が生じていることから，どの機能が前頭連合野のどの領域と関係するのかの検討がむずかしい。しかし，サルを用いた局所破壊実験により，前頭連合野の背外側部（dorsolateral prefrontal cortex）が一時的な情報の貯蔵に関わっていることが明らかになった。

▶ 遅延反応で観察される障害

口絵5-2の右図は大脳左半球の模式図で，マカクザルの場合，前頭連合野は弓状溝（arcuate sulcus）より前の部分に相当する。マカクザルの主溝（principal sulcus）とその周辺部（細胞構築学的な名称で46野と呼ばれる）の破壊により，遅延反応（delayed response）と呼ばれる行動課題の実行や再学習ができなくなることが，ジェイコブセンの最初の報告（Jacobsen, 1936）以来，繰返し報告されている（Fuster, 1997）。

図8-1は，サルを用いた行動実験によく用いられる，ウィスコンシン式汎用検査装置（Wisconsin general test apparatus, WGTA）を用いた遅延反応課題の様子を示している。実験者は小型ケージ内にいるサルと小机をはさんで向い合う。ケージの前面には不透明なスクリーンが取り付けられており，このスクリーンを実験者が上げることにより1試行が始まる。まず，机の上に置いた左右の餌皿の一方に，サルに見えるようにして報酬（リンゴ片や干

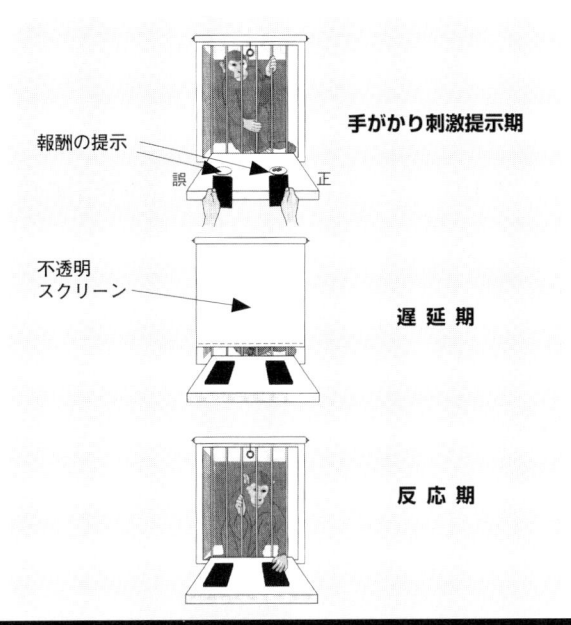

図8-1 ウィスコンシン式汎用検査装置を使った遅延反応課題のようす
（Goldman-Rakic, 1992）

しブドウ）を置く（手がかり刺激提示期；cue period）。次に，両方の餌皿を同じ色や形の小板でおおって報酬を見えなくした後，スクリーンを下ろす。数秒から数分の待ち時間（delay period；遅延期と呼ぶ）の後にスクリーンを上げ，サルに報酬の入っている餌皿を選ばせる（反応期；response period）。もしサルが報酬の入っている餌皿を正しく選べば正答となる。この課題を十分学習させた後，左右両半球の主溝とその周辺部を外科的に破壊すると，1秒の遅延時間の挿入でも報酬の入った餌皿を正しく選択できないばかりか，遅延反応の再学習も不可能になることが見出された。

さらに，遅延反応によく似た遅延交代反応（delayed alternation）の実行や学習にも障害が生じることも明らかにされた（図8-2の左図）（Fuster, 1997）。遅延交代反応では，サルに左右の餌皿のどちらか一方をまず選択させる（どちらを選んでも報酬が得られる）。スクリーンを下ろして数秒から

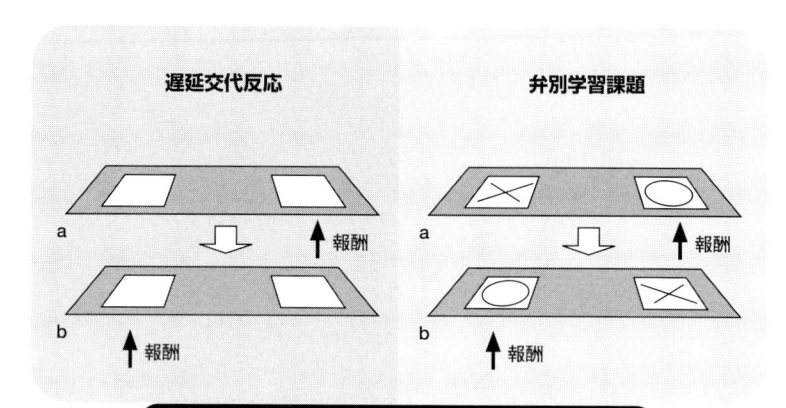

図 8-2　遅延交代反応と弁別学習課題（Petrides, 1994）

数分の遅延期間を置いた後スクリーンを上げ，先の試行で選択した餌皿とは反対側の餌皿を選ばせる。つまり，餌皿を左右交互に選択すれば連続して報酬を得ることができる課題である。この課題の場合は，先の試行で選択した餌皿の位置が手がかり刺激であり，報酬を得るためにはその反対側の餌皿を選択しなければならない。

　一方，図形や色の弁別学習課題（discrimination task）の実行には障害がみられていない（Fuster, 1997）。弁別学習課題では，餌皿をおおう小板の表面に図形が描かれていたり，色が塗られたりしている。そして，小板に描かれている図形や色が報酬のありかを示す。たとえば，**図 8-2** の右図の例では，○印の描かれた側の餌皿には報酬が隠されているが，×印の描かれた側には報酬はない。図形と報酬の有無の関係は常に一定であり，○印や×印の配置とは無関係である。

▶ 破壊実験からわかる前頭連合野の機能

　46野の破壊により障害される遅延反応や遅延交代反応には，共通する特徴がいくつかある。どちらの課題でも，正しい反応のための手がかりとなる情報が反応に数秒から数十秒先行して提示され，反応期には正しい選択肢を示唆する情報は一切提示されない。そこで，反応期に正しい選択をするため

には，手がかりとなる情報を記憶する必要がある．さらに，どちらの課題でも，反応の手がかりとなる情報が試行ごとに変化する．遅延反応では，選択する餌皿が右か左かは，手がかり刺激提示期に報酬が置かれる位置に依存する．報酬の置かれる位置はランダムに選択されるため，サルは試行ごとにその情報を保持し，反応選択に用いると同時に，試行の終了ごとに情報を消去し，更新していくことになる．

　前頭連合野の破壊により実行が困難になる課題は，手がかり情報と反応との関係が試行ごとに変化するものであり，その関係を一時貯蔵すると同時に，その情報を絶えず消去・更新していかなければならないものである．一方，手がかり情報と反応との関係が常に一定である連合学習や長期記憶を必要とする課題（たとえば弁別学習課題）は，前頭連合野の破壊で障害されなかった．また，対照となる運動課題なども障害されなかった．さらに，遅延反応や遅延交代反応では，個々の試行での正しい反応選択ができなくなったが，課題を実行するための基礎知識（たとえば，反応期にどちらかの餌皿を選択しなければならない，など）が失われることはない．このように，前頭連合野46野の破壊で生じる障害は，長期記憶の障害や，運動性，感覚・知覚性の障害ではない．前頭連合野46野の破壊により遅延反応や遅延交代反応が障害される原因は，反応選択に必要な情報を遅延期間のあいだ一時的に貯蔵するしくみと同時に，その情報を絶えず消去・更新していくしくみが障害されたからであると考えられる．

9 ヒトの損傷例，動物の破壊実験から考える前頭連合野と記憶

　動物を用いた前頭連合野の破壊実験により，前頭連合野と短期的な記憶機能との関係が繰返し明らかにされたが，動物実験の結果とうまく適合するヒトの臨床症状は観察されていなかった。しかし，前頭連合野が何らかの記憶と関係することは明らかであった。では，どのようなタイプの記憶と関係していると考えればいいのだろうか。

▶ 前頭連合野は何らかの記憶と関係する

　前頭連合野の損傷による変化は，一般に「性格の変化」とか「知性の変化」という表現で説明されている。たとえば，性格の変化としては，フィネアス・ゲージや弁護士の例にみられるように，積極性，計画性，自主性などの喪失，無気力，無関心，小児的な態度や行動，多幸的，楽天的になるなどがあげられている（二木，1984）。また，知性の変化としては，知能指数や標準的な知能検査では変化は認められないが，先にあげた元弁護士の例でもみられるように，実生活のさまざまな場面で遭遇する問題解決能力の欠如が典型的な例としてあげられている。前頭連合野の損傷により，感覚や運動や言語機能などが損なわれるわけではなく，記憶や学習能力が損なわれるわけでもない。毎日の生活が同じ行動パターンの繰返しであれば何ら困難を生じることはない。しかし，同じ行動パターンを実行できない場面に遭遇すると，行動できなくなってしまう。今までに獲得したさまざまな記憶や経験が脳の中に蓄積されているにもかかわらず，問題の解決方法を見出すことができなくなってしまう，というのが前頭連合野の障害の特徴である。

このようにみてくると，前頭連合野の損傷による障害，とくに記憶に関わる障害があるとすると，側頭葉や海馬の損傷で観察される記憶障害（いわゆる長期記憶の障害で，一般に健忘症と呼ばれるもの）とは明らかに異なることがわかる。前頭連合野の損傷で健忘症は起きない。しかしながら，前頭連合野が何らかのかたちで記憶に関わっていることは多くの研究が示唆していた (Stuss & Benson, 1986)。とくに，動物実験では，前頭連合野の破壊により反応の手がかりとなる刺激と実際の反応との間に待ち時間（遅延期間）を入れた課題（たとえば，遅延反応，遅延交替反応，遅延見本合わせ課題）ができなくなることから，その解釈として前頭連合野と短期記憶との関係が示唆されてきた。しかし，動物実験で示唆された前頭連合野と短期記憶との関係と，前頭連合野に損傷のあるヒトで観察される性格の変化や知性の変化との間に，どのような関連があるのかは明らかではなかった。

▶ 前頭連合野とワーキング・メモリー

このような中で提案されたのが，前頭連合野とワーキング・メモリーとの関わりである。ワーキング・メモリーとは，ある認知活動に必要な情報を一時的に貯蔵する貯蔵庫であると同時に，その貯蔵庫上で，必要に応じて貯蔵している情報の処理を行う機構である（船橋，2001；Miyake & Shah, 1999)。ワーキング・メモリーとは，たとえてみると，必要な資料を書棚などから取り出し，報告書や論文を作成するために使う作業机のようなものである。長期記憶が書棚に並んでいる本や雑誌だと考えると，書棚から取り出した本や雑誌のあるページ（長期記憶）や，自分で作ったメモ（外界の情報）などを作業机の上に置き（一時貯蔵），必要な部分を参照しながら，目的とする報告書を作成していく（情報の処理ならびに行動としての発現）。作業机上の情報が目的とする作業に必要でなくなれば，本や雑誌を書棚にもどし，メモをゴミ箱に捨てる。われわれは，日常生活のさまざまな場面でこのような情報処理を行っている。とくに，問題解決行動やある目的のための行動制御には，このような情報処理が不可欠である。ワーキング・メモリーとして考え

られている情報処理機構が前頭連合野に存在すると考えると，長期記憶に何ら影響を与えないで，問題解決能力の欠如，積極性，計画性，自主性の喪失など，前頭連合野の損傷で観察される障害の多くをうまく説明することができる。ワーキング・メモリーが前頭連合野でどのように機能していると考えられるのか，詳しく考察してみよう。

10 ワーキング・メモリー

　会話や文章の理解，暗算，判断，推論や思考など，さまざまな認知活動に一時的な情報の保持が不可欠であることは広く認められている。このような活動における一時的な情報の保持や処理機構は，「ワーキング・メモリー（working memory）」（あるいは，作業記憶，作動記憶）とよばれている。さまざまな認知活動の基礎過程として機能していると考えられるが，実際にはさまざまな説明がされている。

▶ バッデリーのワーキング・メモリー

　ワーキング・メモリーの概念を最初に唱えたバッデリーは，ワーキング・メモリーを，言語理解，学習，推論のような複雑な認知課題のために必要な情報の一時貯蔵や操作を提供するシステムであり，さまざまな活動や課題の要求に柔軟に対処できる性質を備えたものであると考えた（Baddeley, 1986）。彼は，入力された情報が時間経過とともに徐々に消失していくような一時貯蔵方法を受動的記憶（passive memory），リハーサルや注意などにより入力された情報をある期間能動的に保持し続ける貯蔵方法を能動的記憶（active memory）とよんで区別し，ワーキング・メモリーは後者のように能動的なプロセスにより情報を一時貯蔵するものであると述べている。そしてその機能を説明するため，会話や文章の理解など言語的な情報処理に関わる音韻ループ（phonological loop），視覚イメージなど言語化できない情報の処理に関わる視空間的記銘メモ（visuo-spatial sketch pad），そしてこれらを制御する中央実行系（central executive）の3つのプロセスから構成されるモデル

```
                        中央実行系
                    (central executive)


  視空間的記銘メモ                          音韻ループ
(visuo-spatial sketch pad)          (phonological loop)
```

図10-1　バッデリーのワーキング・メモリーのモデル（Baddeley, 1986）

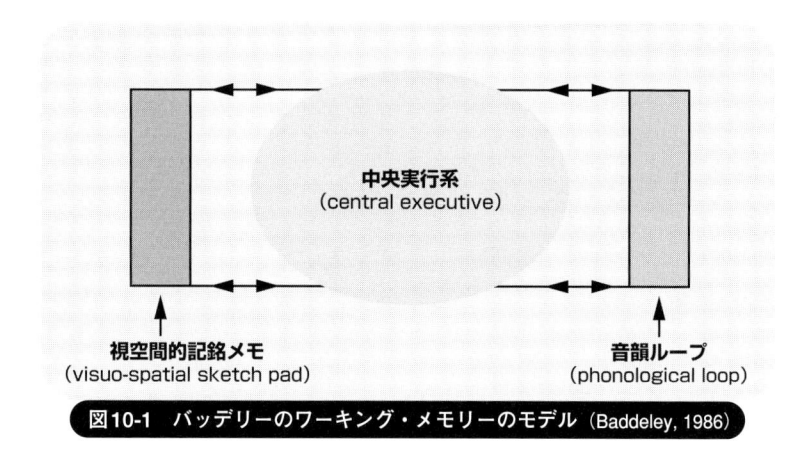

（図10-1）を提案した。われわれはさまざまな情報を言語で表現し，それを内的に反復することにより保持することがある。このような内的な言語の反復により情報を保持するメカニズムが音韻ループである。一方，情報を視覚イメージとして保持することもある。とくに，言語化できない情報の場合には視覚イメージとして保持することがあり，このような情報保持メカニズムが視空間的記銘メモである。そして，中央実行系は，目的とする作業や活動がスムーズに行われるよう全体を見渡し，先の2つのプロセスに仕事を割り振ったり，必要な場所（記憶容量）を確保したりする，一種の制御機構と考えられている。中央実行系は制御機構であって，情報の貯蔵機構ではなく，情報は音韻ループや視空間的記銘メモで保持されると考えられている。バッデリーは，これら3つのプロセスから成る1つのシステムとしてワーキング・メモリーを考えることにより，会話や文章の理解，推理や判断などの認知機能を理解しようとしている。

▶ **ゴールドマン・ラキーチのワーキング・メモリー**

　一方，ゴールドマン・ラキーチはワーキング・メモリーを，認知に必要な働きであり，決定や判断を下したり，反応を生じるために，情報を更新したり，情報を長期記憶から取り出したり，次々に入力する情報を統合する機構

であると説明している（Goldman-Rakic, 1992）。また，長期記憶に貯蔵されている情報を取り出して使用可能な状態にし，一連の運動情報に翻訳する機構とも説明し，情報の処理や操作にも重点を置いた考えを述べている。また，彼女は，前頭連合野の機能を理解するための概念として，ワーキング・メモリーを提案した。前頭連合野の破壊実験で観察された障害や前頭葉損傷患者の行動変化から，これらの動物や患者はいわゆる"Out of sight, out of mind"（見えないものは記憶にない）の状態になると指摘し，このことから前頭連合野の機能を，外的な情報や長期記憶から取り込んだ情報を内的に表象し，それをオンラインで保持するとともに，それを行動発現に結びつける働きととらえた。そして，内的な表象をオンラインで持ち続け，行動発現に結びつける働きはワーキング・メモリーにほかならず，したがって前頭連合野の機能をワーキング・メモリーの概念で説明できると提案している。

▶ ワーキング・メモリーとアクティブ・メモリー

ワーキング・メモリーを，外界からの入力やある活動の遂行により活性化（意識化）された状態にある長期記憶と説明されることもある。たとえば，アンダーソンは，ワーキング・メモリーとはシステムが今アクセスできる情報であり，これは，長期記憶から検索された情報や，符号化の過程や行為によって活性化された一時的な構造からなる，と説明している（Anderson, 1983）。また，ジャストやカーペンターも，ワーキング・メモリーとは長期記憶の活性化された状態であり，情報の保持とはその情報を活性状態（意識された状態）に保つことであると考えている（Just & Carpenter, 1992）。最近フスターも，外界からの入力や認知活動に伴う情報処理の過程で，長期記憶に貯蔵されている関連情報が一時的に活性化された状態になること，あるいは活性化された記憶情報の意味で"active memory"という言葉を使用し，ワーキング・メモリーと同様の意味で用いている（Fuster, 1995）。

▶ ワーキング・メモリーをどのようなものと考えるか

　このようにワーキング・メモリーとは，ある認知活動中に一時的に保持され，操作や処理の対象となる記憶情報として，あるいは，そのような保持や処理を行うメカニズムとして，また，活動中に活性化され，意識される記憶情報として用いられていることがわかる。しかし，多くの人が考えているワーキング・メモリーとは，ある認知活動に必要な情報を一時的に貯蔵しておく機構あるいは場所である。目的に応じてさまざまな作業が行われることから，そこへは多種多様な情報が入力されることになる。しかし，そこに貯蔵される情報は，今行われている作業，あるいはこれから行おうとする作業に必須なものである。また，一時的な貯蔵とはいえ，情報は能動的に保持される。つまりワーキング・メモリーとは，ある認知活動や認知課題を行うために必要な情報を，必要な期間能動的に貯蔵するメカニズムと考えることができる。

　ワーキング・メモリーとして一時貯蔵される情報にはさまざまな種類のものが考えられるが，入力され貯蔵される情報は，今行われている認知活動に必須な情報である。特定の認知活動に必要な情報を入力し貯蔵するためには，内外に存在するさまざまな情報の中から必要な情報を選択し，貯蔵庫に入力するメカニズムが必要である。また，活動に伴う状況の変化などにより，必要な情報や必要とする情報処理は時々刻々変化していく。そこで，活動状況や活動文脈の変化に応じて，一時貯蔵されている情報は次々に更新・置換されたり，変化・処理されていく必要がある。このように考えると，ワーキング・メモリーとは，さまざまな認知活動に不可欠な情報の一時貯蔵機構であると同時に，貯蔵すべき情報の選択や，貯蔵している情報の操作・処理をも含む情報処理システムであると考えることができる（船橋，2001）。

　ワーキング・メモリーは，ある活動に必要な情報の一時貯蔵機構であると同時に，貯蔵されている情報の操作や処理をも含む情報処理システムであると考えられる。そこで，これを実現するために必要な神経機構を考えると，次のようになる（Funahashi & Kubota, 1994）。ワーキング・メモリーとは，

短期間ではあるが，ある期間中必要な情報を能動的に保持するメカニズムである。そこで，情報を能動的に貯蔵する神経機構（情報の一時貯蔵機構）が不可欠である。一方，一時貯蔵機構に保持される情報としては，外界から入力された感覚情報，長期記憶から取り出されてきた情報，脳の他の部位で行われている情報処理を制御する制御情報，行動や行為などの出力情報，一時貯蔵機構上で処理された結果の情報や処理途中の情報など，さまざまなものが考えられる。しかし，一時貯蔵機構に入力され保持される情報は，今行われている活動に直接かかわるものである。そこでワーキング・メモリーには，さまざまな情報の中から必要な情報を取捨選択し，貯蔵機構に入力する神経機構（情報の選択・収集機構）が必要である。ところで，一時貯蔵機構に貯蔵されている情報は今行われている認知活動に直接かかわる情報であるが，活動の進行に伴って必要な情報も変化する。このような変化に対応するためには，貯蔵している情報を更新・置換したり，操作を加えたり，情報を統合して新たな情報を生成したりしなければならない。そこでワーキング・メモリーには，情報の操作や統合にかかわる処理機構（情報の処理機構）が必要である。さらに，一時貯蔵されている情報は必要とする脳部位に出力され，長期記憶として保存されたり，制御信号として他の脳部位で行われている情報処理に影響を与えたり，運動や行為として表出されるであろう。そこでワーキング・メモリーには，貯蔵している情報を必要とする部位へ効率よく出力する神経機構（情報の出力・提供機構）が必要である。

　このように考えると，ワーキング・メモリーとは，**図10-2**に示すように，能動的に情報を貯蔵する「情報の一時貯蔵機構」，さまざまな情報の中から必要な情報を選択し一時貯蔵機構に入力する「情報の選択・収集機構」，貯蔵している情報を関連部位に出力する「情報の出力・提供機構」，そして，貯蔵している情報の操作や統合にかかわる「情報の処理機構」や「調節信号」から構成される情報処理システムであると考えることができる（船橋，2001）。一方，情報の処理機構は，他の3つのように独立した機構と考えるよりはむしろ，情報の一時貯蔵機構どうしの相互作用や，一時貯蔵機構と入力機構や

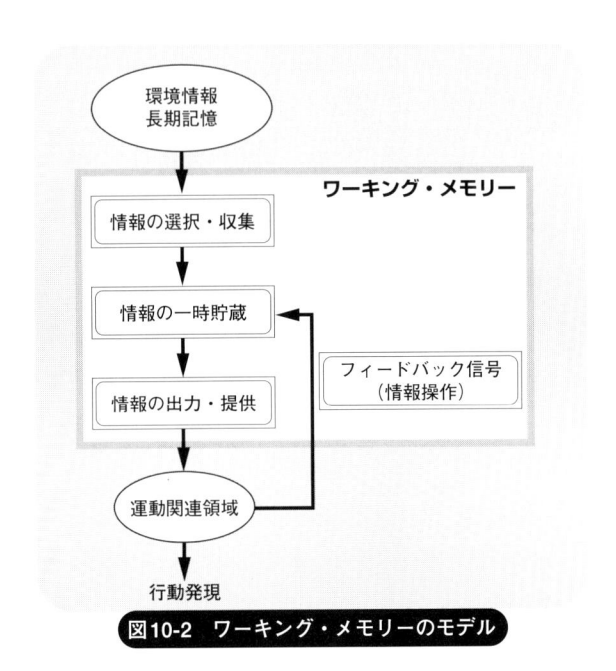

図10-2 ワーキング・メモリーのモデル

出力機構との間の相互作用により，貯蔵されている情報が変化していく過程と考えることができる証拠も存在する。このように，ワーキング・メモリーは，情報の一時貯蔵機構，情報の選択・収集機構，情報の出力・提供機構，そして情報の処理機構から成る動的な情報処理システムと考えることができる。

11 前頭連合野とワーキング・メモリー

　前頭連合野に大きな損傷を受けても，感覚・知覚障害や運動障害はもちろん，記憶や学習の障害もまったく生じない一方で，性格や感情の変化（積極性・自発性・創造性の消失，多幸感，感情の起伏の増加など），ある種の知性の変化（問題解決行動の欠如，計画性の欠如，定型的な問題の解決はできるが，応用問題を解決できない，など），社会的行動の変化（リスクを考えない行動選択など）などを生じる。このような変化はすこぶる人間的なものであり，容易に動物モデルを作れる他の領域の障害とは一線を画する。このような変化を起こす要因としてさまざまなものが考えられてきたが，動物実験で繰返し観察されていた短期記憶の障害から，短期記憶貯蔵を含むある種の情報処理機構の損傷が要因として注目されるようになった。そして，この情報処理機構こそワーキング・メモリーであることをゴールドマン・ラキーチらが示唆し（Goldman-Rakic, 1987），前頭連合野にそのもっとも重要なメカニズムである中央実行系が存在する可能性をバッデリーが示唆した（Baddeley, 1986）。近年，前頭連合野とワーキング・メモリーとの密接な関係を支持する研究が数多く報告されている（Funahashi, 2001）。

▶ 非侵襲性脳活動記録でみた前頭連合野とワーキング・メモリー

　最近のPETやfMRIを用いた多くの研究により，ワーキング・メモリー課題の遂行時に，ほぼ例外なく前頭連合野の背外側部が活性化（血流量が一時的に増加）することが報告されている（**図11-1**）（Cabeza & Nyberg, 1997）。たとえば，ジョニディスらは，視覚刺激が提示された位置のワーキング・メ

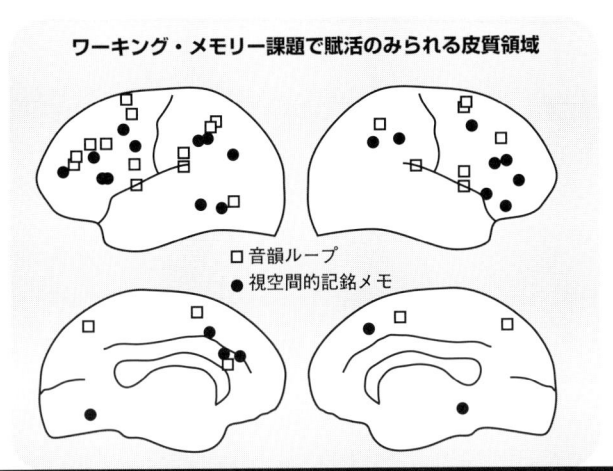

ワーキング・メモリー課題で賦活のみられる皮質領域

□ 音韻ループ
● 視空間的記銘メモ

図11-1　PETを用いて明らかにされたワーキング・メモリー課題時に活動する脳部位（Cabeza & Nyberg, 1997）

モリーを必要とする課題を用い，PET（positron emission tomography）によりこの課題遂行中に活性の見出される脳領域を調べた（Jonides et al., 1993）。その結果，右半球の前頭連合野に加えて，右半球の頭頂葉，後頭葉，運動前野に有意な活性を見出した。さらに，スミスらは空間情報のワーキング・メモリーを必要とする課題と物体情報のワーキング・メモリーを必要とする課題を行わせ，いずれの場合も前頭連合野で活性化が生じるものの，空間情報のワーキング・メモリーでは右半球に，物体のワーキング・メモリーでは左半球に活性化が見出されることを報告している（Smith et al., 1995）。マッカーシーらも同様に空間情報（視覚刺激の提示位置）のワーキング・メモリーと非空間情報（視覚刺激の形）のワーキング・メモリーを必要とする課題を行わせ，空間情報のワーキング・メモリーでは右側の中前頭回に，非空間情報のワーキング・メモリーでは両側の中前頭回および下前頭回に活性化の生じることを見出している（McCarthy et al., 1996）。さらに，コートニーらも同様の結果を報告している（Courtney et al., 1996）。視覚刺激を用いた空間性の情報や非空間性の情報のワーキング・メモリー課題に加えて，言語を用いたワーキング・メモリーでの脳の活性部位に関する研究も行われており，

この場合にも両側の前頭連合野の背外側部が他の領域とともに活性化することが報告されている（Smith & Jonides, 1997；Smith & Jonides, 1998）。

このように，一時貯蔵される情報の種類によらず，ワーキング・メモリーの遂行により前頭連合野の背外側部に活性化が生じること，しかし，保持する情報の種類により前頭連合野内で活性化される部位に微妙な相違が生じたり，左右の半球間で差が生じたりすること，また，ワーキング・メモリーに関与する脳領域は前頭連合野に限局されるわけではなく，処理される情報の種類に応じてさまざまな脳部位が活性化されること，などが明らかにされてきている。また，最近のfMRI（functional magnetic resonance imaging）を用いた研究により，遅延期間中に前頭連合野の活性化が持続することが見いだされている（Cohen et al., 1997；Courtney et al., 1997）。これは，前頭連合野ニューロンで遅延期間中に観察される持続的な発火活動に対応し，後述するように，人の脳内においても特定のニューロン集団の持続的な発火活動により情報が一時貯蔵されていることを示唆している。

▶ 前頭連合野と中央実行系の機能

ところで，バッデリーは視空間的記銘メモ，音韻ループ，そして中央実行系から構成されるワーキング・メモリーモデルを提案し，前頭連合野損傷者の神経心理学的研究の知見をもとに，中央実行系が前頭連合野に存在することを示唆した。デスポジトらは意味判断課題（連続して話される単語の中からある特定のカテゴリーの単語を同定する）と空間性回転課題（1つの辺が2重線になっている正方形で，その中に小円を1つもつものを2つ提示し，2重線に対する小円の位置が両方の正方形で同じかどうかを判定する）を用いて，それぞれの課題を単独で行ったときに活性化のみられる脳部位，これらの課題を同時に行ったときに活性化のみられる脳部位をfMRIにより検討した（D'Esposito et al., 1995）。これらの課題を単独で行わせたときには前頭連合野の活性化はみられなかったが，同時に行わせる二重課題条件では前頭連合野の活性が観察された。このことは，作業の割り振りや必要な場所（記

憶容量）の確保など，制御機構を必要とする条件下では前頭連合野の活性化が生じること，すなわち，バッデリーが提案した中央実行系の機能が前頭連合野に存在することを示していると思われる。

12 ワーキング・メモリーのしくみ

　ワーキング・メモリーとは，今行っている認知活動に必要な情報の一時貯蔵機構であると同時に，貯蔵している情報の操作や処理をも含む情報処理システムであり，情報の一時貯蔵機構，情報の選択・収集機構，情報の出力・提供機構，そして情報の処理機構を含む動的な神経システムと考えられることを説明した。このような神経システムが前頭連合野のニューロンによりどのようにして担われているのかを筆者らの研究を例に考えてみよう（Funahashi et al., 1989；Funahashi et al., 1990；Funahashi et al., 1991）。

▶ 実験に使った行動課題

　研究に用いた課題は，眼球運動を利用した遅延反応課題である。**図12-1**は，この課題の時間経過を示したものである。サルはモンキー・チェアーに座り，暗い部屋の中でテレビに面している。課題は，テレビの中央に現れる注視点（小さな白点）をサルが見ることから始まる。サルが注視点を1秒間（注視期間）見続けていると，注視点の周辺に白色の小さな四角形が1個 0.5秒間現れる（手がかり刺激提示期）。手がかり刺激提示期，そしてこれに続く3秒の遅延期（眼球運動開始までの待ち時間）の間，サルは注視点を見続けていなければならない。遅延期の終了と同時に注視点が消える。これを合図に，四角形の現れた位置まで 0.5 秒以内（反応期）に眼を動かせば，サルに報酬を与える。この課題では，手がかり刺激としての四角形が，実験者が設定した8カ所の提示位置のうち，ランダムに選択された1カ所に現れる。

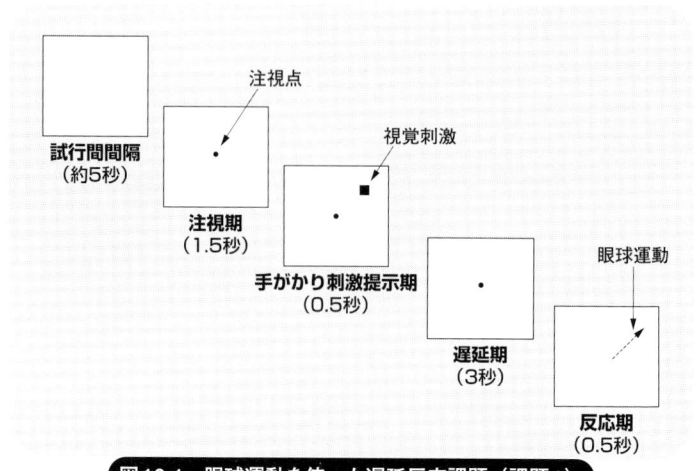

図12-1 眼球運動を使った遅延反応課題（課題1）

試行間間隔（約5秒）／注視期（1.5秒）／注視点／手がかり刺激提示期（0.5秒）／視覚刺激／遅延期（3秒）／反応期（0.5秒）／眼球運動

　四角形の現れる位置が試行ごとに変化するため，その位置の情報の入力，保持，そして，運動終了後の消去を繰り返さなければならない。

　図12-2は，この課題の実行時に前頭連合野から記録されたニューロン活動の例である。課題の実行に関連して変化を示したニューロン活動は，手がかりとして提示した視覚刺激に対する応答，遅延期間に生じる持続的な活動（遅延期間活動），反応期に生じる眼球運動に関連した活動に大きく分類できる。課題の実行に関連して活動が変化したニューロンのうち，約3割が手がかり刺激に対する応答を，約6割が遅延期間活動を，そして約6割が眼球運動に関連した活動を示した（Funahashi et al., 1989）。このようなニューロン活動の特徴と，ワーキング・メモリーにかかわる神経機構との関係を次に考えてみよう。

▶ 情報の一時貯蔵機構としての遅延期間活動

　図12-2の中段の図は遅延期間活動の例である。この活動は，手がかり刺激の提示後300〜400ミリ秒ごろから発火頻度が増加し，遅延期間のあいだ比較的高頻度の発火を持続する。多くのニューロンでは遅延期間中ほぼ一定

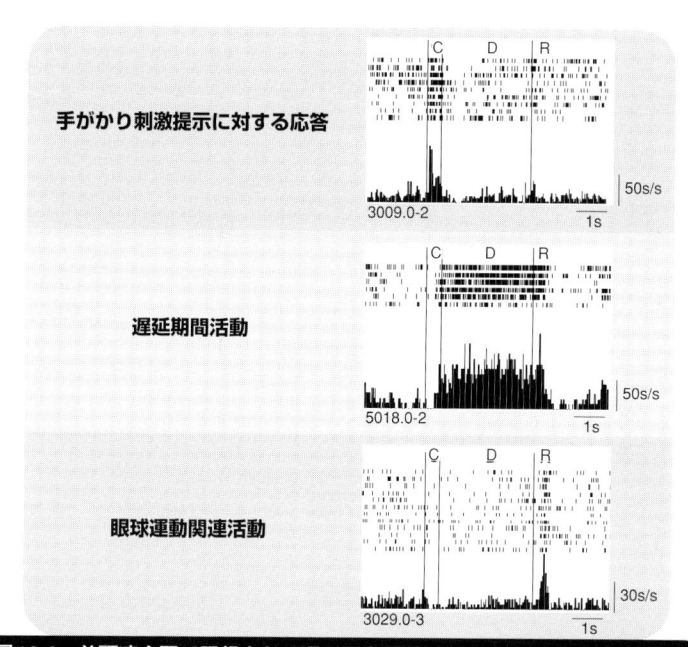

図12-2 前頭連合野で記録される遅延反応課題に関連するニューロン活動
図中のC，D，Rはそれぞれ手がかり刺激提示期，遅延期，反応期を表す。

した発火頻度を保つが，ニューロンの中には遅延期間の終了に向かって発火頻度が漸増するものや，漸減するものも存在する。また，約4割のニューロンでは，遅延期間中発火頻度の持続的な減少も観察されている。

ところで，遅延期間活動の特徴は，**図12-3**にみられるように，手がかり刺激が提示された位置の違いにより，応答を大きく変化させること（位置選択性）である（Funahashi et al., 1989）。この例では，手がかりとなる視覚刺激が注視点の下側（270度の位置）に現れた試行で遅延期間活動が生じるが，これ以外の試行では生じなかった。どの試行でも，遅延期間中に提示される刺激は注視点のみであり，動物は注視点の凝視を行っているだけである。にもかかわらず，試行の違いにより遅延期間活動の出現に大きな違いがみられた。遅延期間活動を示した約8割のニューロンでこのような選択性が観察された。

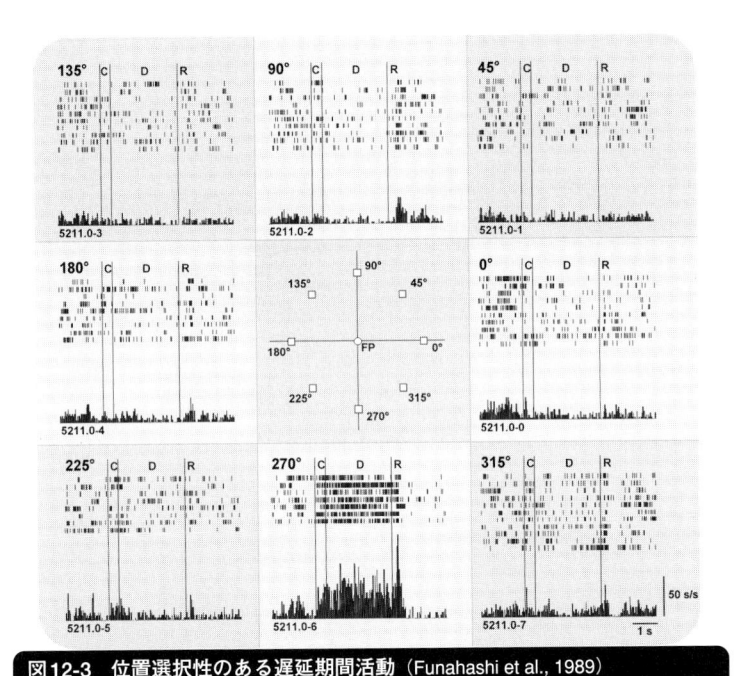

図12-3 位置選択性のある遅延期間活動(Funahashi et al., 1989)

注視点の周辺の8カ所に手がかり刺激が提示されたそれぞれの試行でのニューロン活動が表示されている。

　遅延期間活動の位置選択性を詳しく検討する目的で，手がかり刺激が提示される位置ごとに生じる遅延期間活動の大きさ（平均発火頻度）を計算し，これをガウス曲線で近似して，遅延期間活動のチューニング曲線を求めた(Funahashi et al., 1989)。**図12-4**の上段に示した図が遅延期間活動の位置チューニングの例である。選択性の幅（チューニング）のせまいものから比較的広いものまで，さまざまなものが見出されたが，おおむね視野の4分の1程度の広さをもつことが明らかになっている。また，チューニング曲線がピークになる方向は，遅延期間活動の大きさが最大になる方向に相当する。このような方向をニューロンごとに求め，表示したのが**図12-4**の下段の図である。遅延期間活動が最大になる方向の分布は，注視点の周辺のあらゆる方向を向いているが，ある側の半球から記録されたニューロンの遅延期間活動

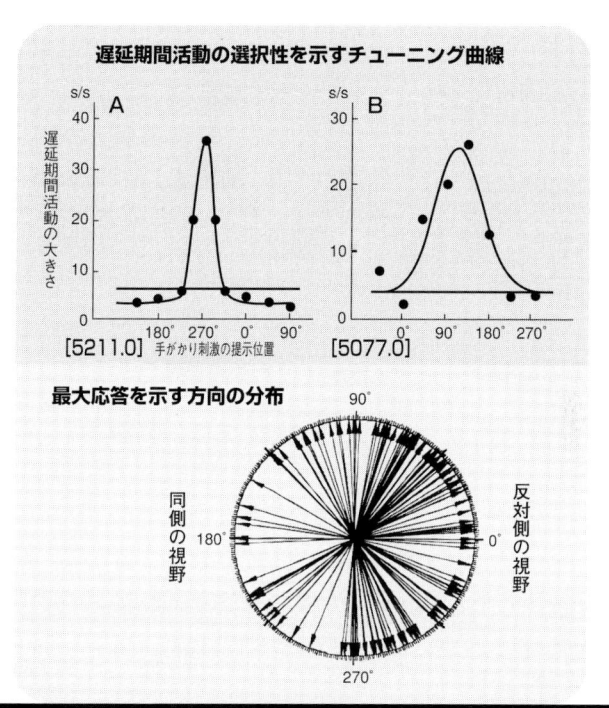

図12-4 遅延期間活動で作成したチューニング曲線の例とチューニング曲線から求めた最大応答方向の分布（Funahashi et al., 1989）

が示す最大応答方向の分布は，記録された半球とは反対側の視野方向を向く傾向が強いことがわかる。

また，遅延期の長さを増減すると遅延期間活動の活動期間が増減することも見出された（Funahashi et al., 1989）。**図12-5**は，同じニューロンで観察された遅延期間活動を，遅延時間が3秒のとき（上段）と6秒のとき（下段）で記録したものである。いずれの場合も，手がかり刺激が注視点の左側に提示される試行で興奮性の遅延期間活動が観察され，この活動は遅延時間を6秒に延長するとその間持続的な発火を維持した。さらに，遅延期間活動は正しく反応した試行でだけ観察され，まちがった試行では遅延期間活動が観察されなかったり，あるいは，遅延期間活動が遅延期間の途中で消滅するのが

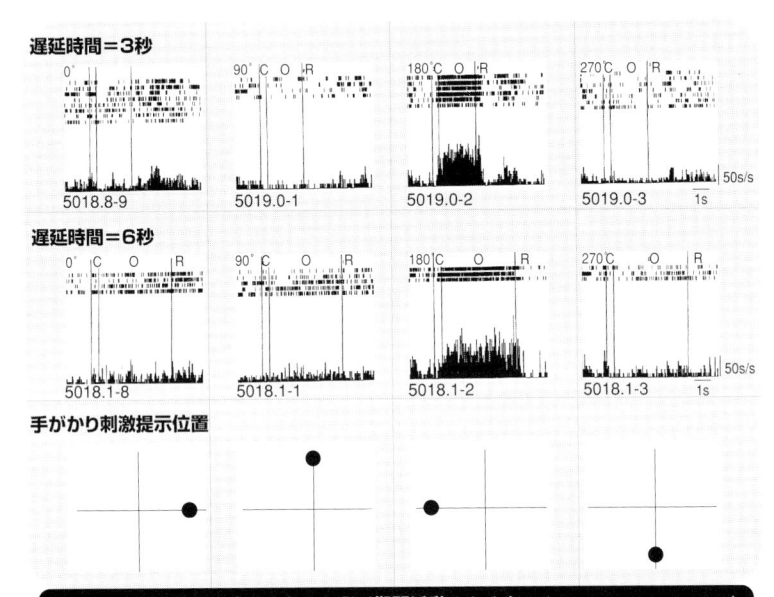

図12-5 遅延時間を変えたときの遅延期間活動のふるまい（Funahashi et al., 1989）
下段の図は手がかり刺激が提示された位置の模式図。

観察された。これらのことは，遅延期間活動が課題に必要な情報の一時貯蔵機構を反映していることを示している。

▶ 遅延期間活動は何の情報を保持している？

　では，どのような情報が遅延期間活動により保持されているのだろうか。この課題の実行に際して遅延期間中保持しなければならない情報は，手がかりとなる視覚刺激が提示された位置，あるいは，遅延終了後に行う眼球運動の方向や大きさである。そこで，遅延期間活動が，視覚刺激に関する情報を反映しているのか，眼球運動に関する情報を反映しているのかを調べるため，図12-6の左図に示すように，遅延終了後に視覚刺激の提示された位置へ眼球運動をする課題（課題1）と，視覚刺激の提示された位置とは反対方向に眼球運動をする課題（課題2）の両方をサルに行わせ，同一ニューロンで観

12 ワーキング・メモリーのしくみ

図12-6 課題1と課題2の模式図と，両課題で記録されたニューロンの遅延期間活動（Funahashi et al., 1993）

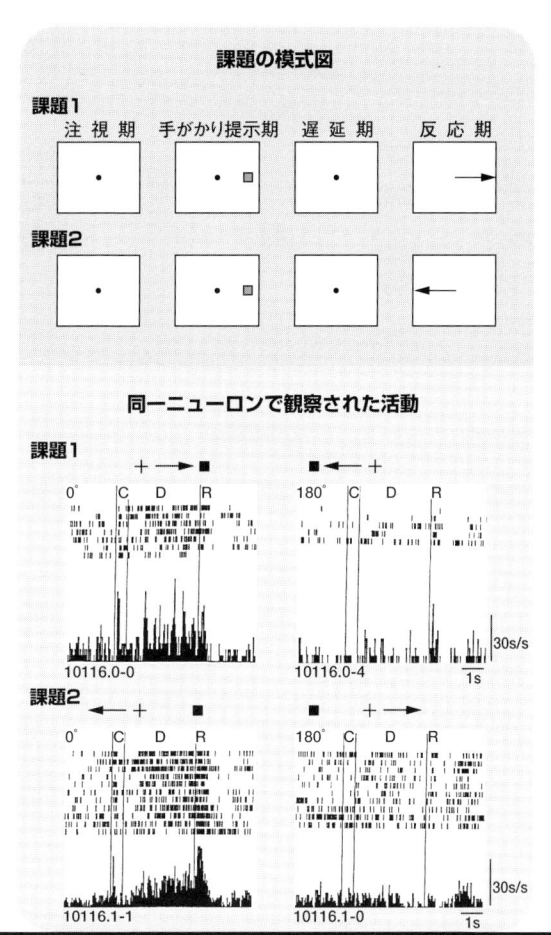

察される遅延期間活動を解析した（Funahashi et al., 1993）。

図12-6の下図はこの結果の例である。このニューロンは，課題1では，手がかり刺激が注視点の右側に提示され，反応時に右方向に眼球運動する条件で有意な遅延期間活動を生じ，一方課題2では，手がかり刺激が注視点の右側に提示され，反応時に左方向に眼球運動をする条件で遅延期間活動を生

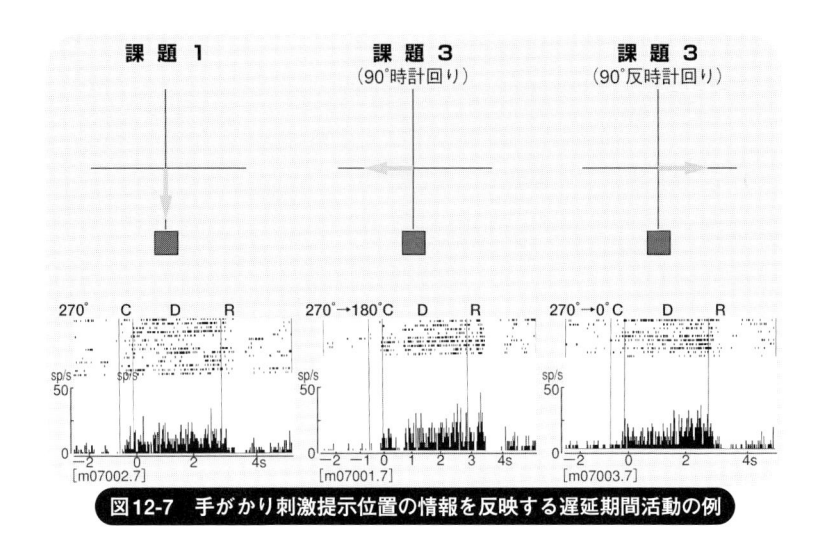

図12-7 手がかり刺激提示位置の情報を反映する遅延期間活動の例

じた。遅延期間活動の出現が，眼球運動の方向の違いによらず，手がかり刺激が提示された位置の違いによることから，この遅延期間活動は手がかりとして提示した視覚刺激の提示位置の情報を反映していると結論できる。解析の結果，遅延期間活動の約7割は視覚刺激が提示された位置の情報を反映し，残りの3割は遅延後に行われる眼球運動の方向を反映していることがわかった。

また最近，先の課題1と，遅延後の眼球運動を視覚刺激の提示位置から90度時計回り方向，または，90度反時計回り方向に行う課題（課題3）とを組み合わせ，同一ニューロンの遅延期間活動の選択性を比較した（Takeda & Funahashi, 2002）。その結果，先の実験結果と同様の結果が見出されている。**図12-7**はこの実験結果の例で，課題1（左図）では，注視点の下方向（270度の試行）に手がかり刺激が提示され，その方向に眼球運動をする試行で遅延期間活動が観察された。課題3では，眼球運動の方向が視覚刺激の提示位置から90度時計回り方向になる場合（中央の図）でも，90度反時計回り方向になる場合（右図）でも，注視点の下方向（270度の試行）に手がかり刺激が提示される試行で遅延期間活動が観察された。この結果は，この遅延期間活動は，視覚刺激の提示位置に関する情報を反映し，眼球運動に関する情

報とは無関係であることを示している。遅延期間活動を示すニューロンの約8割で，視覚刺激の提示位置に関する情報を反映する活動が観察されている。

▶ 他の課題でも観察される遅延期間活動

　ここで例としてあげた遅延期間活動は，眼球運動を用いた課題だけではなく，手の運動を用いた遅延反応課題でも（Kubota & Funahashi, 1982；Niki, 1974），また，遅延反応課題以外の遅延見本合わせ課題（delayed matching-to-sample task）（あらかじめある物や形，色などを見せ，ある長さの遅延期間の後に，先に見せた物と見せていない物を同時に示し，先に見せた物はどちらかを問う課題）（Fuster et al., 1982；Quintana et al., 1988）や，遅延つきの条件性 Go/No-go 学習課題（ある刺激が現れたらある長さの遅延期間の後にレバー押し反応をしなければならない［Go反応］が，別の刺激が現れたらレバー押し反応をしない［No-go反応］という課題）（Watanabe, 1986；Watanabe, 1986）など，遅延を含むさまざまな認知課題に関連して多くの前頭連合野ニューロンで観察されている。このようなことから，前頭連合野ニューロンの一部が情報の一時貯蔵メカニズムとして働いていること，情報を一時貯蔵するしくみは遅延期間活動にみられるようなニューロンの持続的な発火活動としてとらえられることが明らかになっている。

▶ 情報の操作信号としてのサッケード後活動

　情報の処理としては，一時貯蔵されている情報の置換や変換・操作・統合などが考えられる。そしてこのメカニズムとして，さまざまな働きをもつニューロン間の相互作用，選択性の違うニューロン間の相互作用，あるいは，前頭連合野に送られてくるさまざまな入力信号との相互作用などが考えられる。

　一時貯蔵されている情報の操作にかかわる信号の一つに，運動系からのフィードバック入力がある。さまざまな行動を動物に行わせて前頭連合野のニューロン活動を調べると，実行される運動に関連した一過性の活動増加が多

くのニューロンで見つかる（Funahashi et al., 1991；Kubota & Funahashi, 1982）。図12-8Aは，先の課題1の実行時に記録されたニューロン活動の例で，眼球運動実行時に一過性の強い興奮性活動が観察されると同時に，左側方向への選択性が観察される。ニューロンが発火を開始する時間と運動を開始する時間との関係，運動の方向や大きさや早さなどの運動パラメータとニューロンの発火頻度との関係，あるいは，上下肢の運動制御に関わる第1次運動野や眼球運動の制御に関わる前頭眼野（frontal eye field）や上丘（superior colliculus）で観察されるニューロン活動との類似性などから，図12-8Aにみられるような前頭連合野で記録される運動に関連したニューロン活動も，運動開始のトリガー信号や運動の制御信号として働いていると考えられてきた（Kubota, 1978）。しかし，前頭連合野で記録される眼球運動に関連したニューロン活動を詳しく調べたところ，その大部分は，眼球運動の開始と同時か，それより数十から数百ミリ秒遅れて発火活動を開始するサッケード後活動（post-saccadic activity）（サッケードとは，われわれがふだん

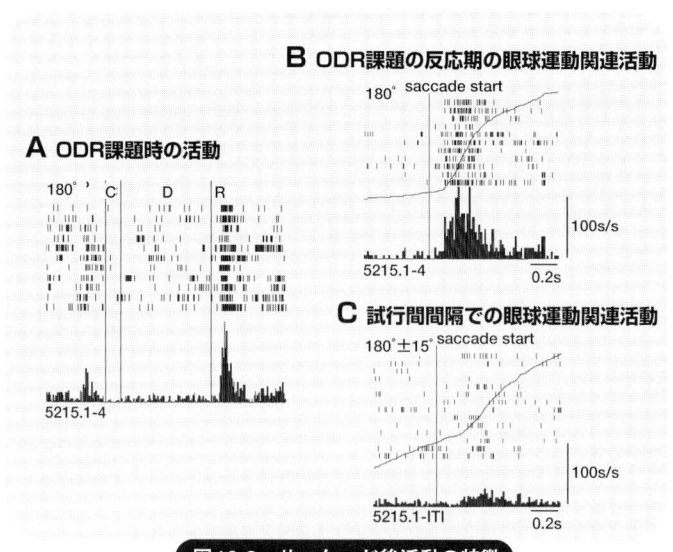

図12-8 サッケード後活動の特徴

行っている眼球運動のほとんどを占める速い眼球運動のこと）であることがわかった（Funahashi et al., 1991）。

図12-8は前頭連合野で観察されるサッケード後活動の例である。このニューロンでは，眼球運動が注視点の左方向に向かう試行で大きな興奮性活動が観察される（**図12-8A**）。しかし，このニューロンの眼球運動に関連した活動を眼球運動の開始時点にそろえて表示すると，**図12-8B**にみられるように，ニューロンの発火は眼球運動の開始に約150ミリ秒ほど遅れて始まる。このニューロンの発火は，眼球運動が終了してしまった後約100ミリ秒たって開始した，ということもできる。このように，前頭連合野で観察されるサッケード後活動は眼球運動の開始や制御にはまったく無関係であるが，眼球運動の方向に対する高い選択性を示し，その特徴が眼球運動の開始や制御に直接関係するサッケード前活動（pre-saccadic activity）（サッケードの開始の数十ミリ秒前から活動を開始し，サッケード開始のトリガーやサッケードの制御に関わるニューロン活動）と著しく類似している。一方，前頭連合野で記録されたサッケード後活動は，課題の中で行われる報酬を伴った眼球運動時には観察されたが（**図12-8B**），それとほぼ同じ方向，同じ大きさの眼球運動であっても，課題とは無関係に行われた自発性の眼球運動時には観察されなかった（**図12-8C**）。

このように，前頭連合野で観察されるサッケード後活動は，明らかに眼球運動中枢からのフィードバック情報と考えられるが，なぜこのような活動が多数の前頭連合野ニューロンで観察されるのだろうか。この理由を考察するため，遅延期間活動の時間経過と眼球運動関連活動の時間経過を比較してみた（Goldman-Rakic et al., 1990）。**図12-9**の左図は典型的な遅延期間活動とサッケード後活動の例を示している。遅延期間活動をみると，遅延期間中持続していた高頻度の発火活動は反応期に入ったところで急速に減衰し，自発発火のレベルにもどる。一方，遅延期間活動の減衰とほぼ同時にサッケード後活動が始まる。そこで，遅延期間活動を反応期に急速に消滅させるためには何らかの入力が必要であり，この入力がサッケード後活動ではないかと考

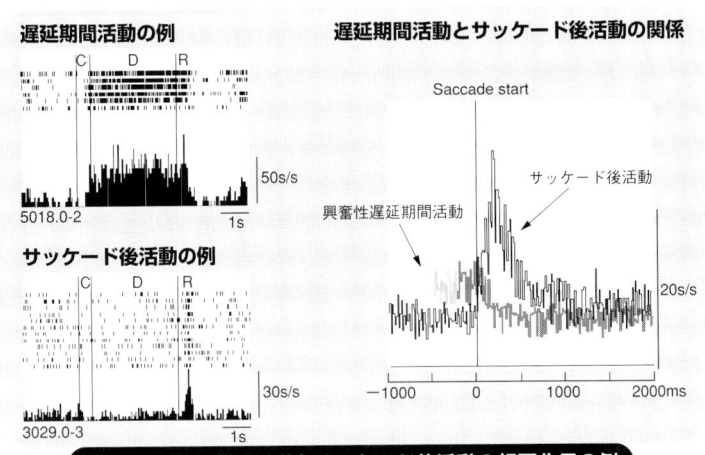

図12-9 遅延期間活動とサッケード後活動の相互作用の例

えられる。サッケード後活動の始まるタイミングと遅延期間活動が停止するタイミングをニューロン集団で比較したところ，図12-9の右図にみられるように，両者の間に時間的な一致が見出された。この結果は，サッケード後活動によって遅延期間活動が制御されていることを示唆している。反応期にある運動が反応として生じると，その反応が正しかったかどうかの結果はどうであれ，その試行は終了し，試行のために貯蔵していた情報は不要になる。サッケード後活動は，次の試行に必要な新たな情報の入力に備え，不要になった情報を消去するために運動実行系から送られてきたフィードバック信号と考えることができる（Funahashi et al., 1991）。

▶ **複数の情報を貯蔵する場合にみられるニューロン間相互作用**

一方，一時貯蔵機構どうしの相互作用により，情報の統合や処理が行われている可能性が示唆される。しかしながら，これまで研究に用いられてきた課題は1つの情報（たとえば，1つの視覚刺激）のみを手がかりとして利用するものであり，利用し貯蔵する情報の間に競合や相互作用が生じるものではなかった。そこで，利用し貯蔵する情報の間に競合や相互作用が生じる課

題を用いて，前頭連合野で記録される遅延期間活動を解析した（Funahashi et al., 1997）。この目的で使用した遅延リーチング課題（delayed reaching task）では，リーチング運動の手がかりとなる2カ所の視覚刺激提示位置と，それらが提示された順序の情報を保持しなければならない。この課題では，手がかり刺激提示期に視覚刺激が3カ所のうちの任意の2カ所に500ミリ秒ごとに順次現れた後，数秒の遅延期間に入る。遅延期間が終わると刺激提示場所の3カ所すべてに視覚刺激が現れる。そこで，サルは，遅延前に視覚刺激が現れた2カ所の場所へ，現れた順序で手のリーチング運動をしなければならない。遅延期間活動の選択性を分析すると，図12-10の例にみられるように，刺激が提示された位置（中央と右側）と，提示された順序（右→中央

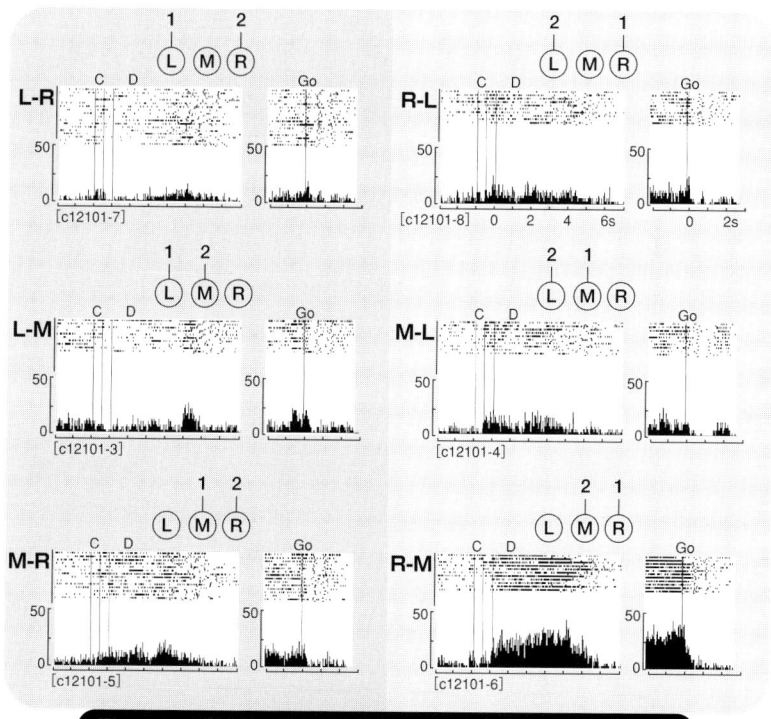

図12-10　遅延リーチング課題で記録されたニューロン活動の例

の順）の組合せを反映した遅延期間活動が見出された。このほかにも，刺激位置のある組合せを反映する活動（例；視覚刺激が右側と中央に現れる組合せの試行で，現れる順序には無関係），刺激の位置と提示順序の組合せを反映する活動（例；右側の刺激が2番目に提示される），提示される2刺激の相対的な位置関係を反映する活動（例；最初の刺激提示場所が2番目に提示される刺激の右側である）などが観察された。また，刺激の現れる位置の組合せや現れる順序によらず，視覚刺激がある位置に現れればいつでも遅延期間活動を生じるニューロンも観察された。さらに，このようなニューロンの多くは，手がかりとなる視覚刺激が1カ所にのみ現れる従来型の遅延反応課題でも，遅延期間活動を示すことが観察された。この結果は，複雑な情報処理を必要とする課題を要求すると，それに対応した複雑な応答パターンを示すニューロン活動が生じることを示している。しかし，さまざまな位置や提示順序の組合せの情報を反映するニューロンは，異なる選択性をもつ近接したニューロン間の機能的な相互作用により生じるのではないかと思われる。

▶ 近隣ニューロン間の機能的な相互作用による複雑な情報の保持

そこで，異なる選択性をもつ近接したニューロン間の機能的な相互作用により，より複雑な情報表現ができるようになるのかを調べる目的で，次のような実験を行った。先に例としてあげたように，注視と眼球運動を利用した遅延反応課題をサルに行わせて前頭連合野ニューロンの活動を調べると，遅延期間活動が観察される。この活動には，図12-3にみられるように，手がかりとなる視覚刺激が現れる位置に対する選択性がある。遅延期間活動を生じる視覚刺激の提示場所はニューロンによって異なる。そこで，視覚野のニューロンが視野の一部に視覚受容野をもつように，前頭連合野の遅延期間活動をもつニューロンは視野の一部に記憶野（mnemonic receptive field, memory field）をもつと考えることができる。この場合の記憶野とは，有意な遅延期間活動を生じる手がかり刺激提示位置の範囲，ということができる。実験では，ニューロンの記憶野を決定した後，記憶野の内外2カ所（うち1

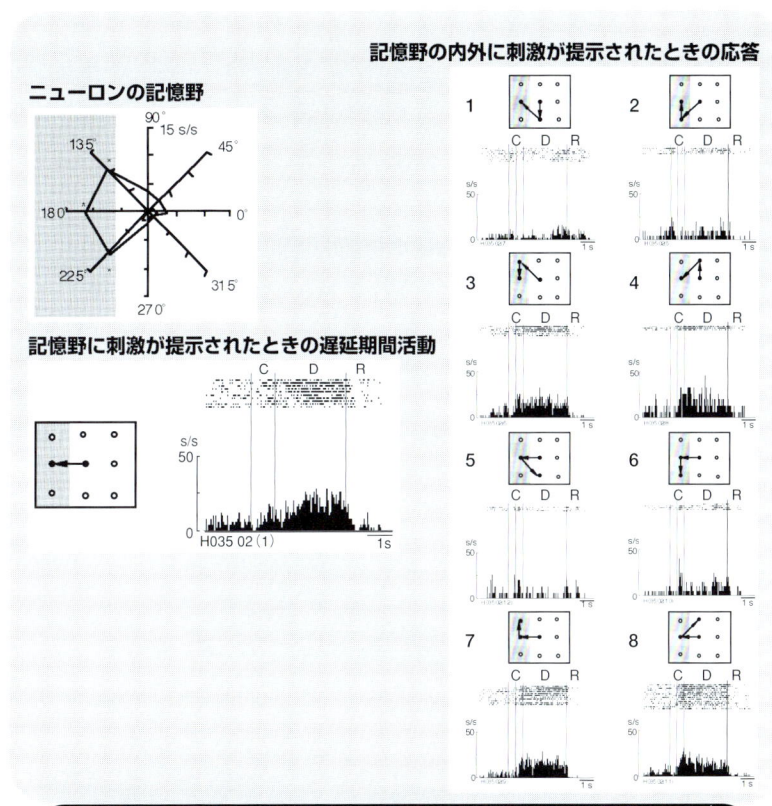

図12-11 記憶野の内外に2個の視覚刺激を提示する遅延反応課題で記録されたニューロン活動の例

カ所は常に記憶野内)に順に視覚刺激を出し，数秒の遅延の後，視覚刺激の現れた位置へ現れた順に眼球運動を行う課題をサルに行わせ，遅延期間活動を観察した．その結果，**図12-11**にみられるように，記憶野外に現れる視覚刺激の位置や現れる順序により遅延期間活動の増強や減弱が生じた．この結果は，視野のある場所に記憶野をもつニューロンは，その付近に記憶野をもつ周辺のニューロンから興奮性または抑制性の入力を受けていること，周辺のニューロンからの入力のタイミングにより，そのニューロンのその後の活動性が影響を受けることを示唆している．

このように，運動実行系からのフィードバック入力による遅延期間活動の操作，遅延期間活動をもつニューロン間の興奮性または抑制性の相互作用をはじめ，さまざまな機能に関わるニューロン間の相互作用が，情報の統合や処理の基礎となっているしくみではないかと思われる。

▶ 相互相関分析でみるニューロン間の機能的相互作用

前頭連合野のニューロン間にさまざまな相互作用が存在し，それにより複雑な情報処理が可能になることが示唆されるが，実際に前頭連合野のさまざまなニューロン間に相互作用が存在するのだろうか。隣り合ったニューロン間の相互作用の有無を調べる方法として，同時に記録した2個のニューロンの発火の時間的な相関関係を検討する相互相関分析法（cross-correlation analysis）がある。この方法は，得られる相互相関グラフの形やピークの位置をもとに，同時に記録した2個のニューロン間の入出力関係を推定する。

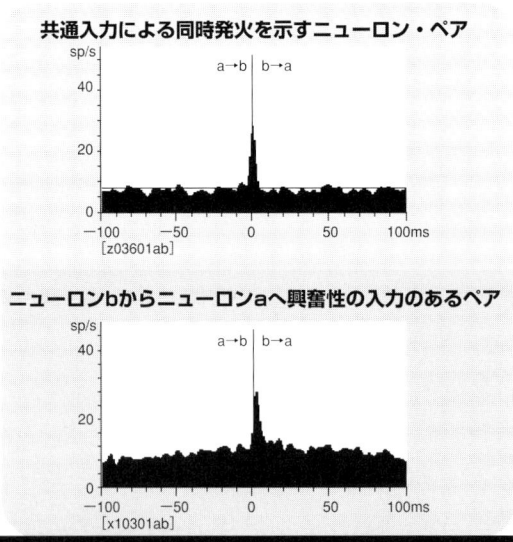

図12-12 ニューロン・ペアの相互相関分析で得られる相互関係の例
(Funahashi, 2001)

2個のニューロンa, bの出力関係を示す。

外山らにより第1次視覚野の局所神経回路の研究に適用されて以来（Toyama et al., 1981），局所神経回路を推定する方法として広く用いられている。そこで，眼球運動による遅延反応課題を行っているサルの前頭連合野からマルチプル・ニューロン活動を記録し，この記録から2～3個の単一ニューロン活動を分離し，それぞれのニューロンがどのような機能に関わっているかを決定した後，これらのニューロンの発火活動をもとにして相互相関分析を行った（Funahashi & Inoue, 2000）。

　このようにして得られた相関グラフの例を**図12-12**に示す。**図12-12**の上図では，時間0に有意なピークが生じている。この結果は，相関を求めた2個のニューロンが同時に発火する確率が高いことを示し，機能的な相関が強いこと，何等かの共通する入力により駆動されている可能性が示される。このような相関グラフを示すニューロン・ペアは，全体の約4割で観察され，両方のニューロンが同じ課題イベントに応答することが多く，刺激提示位置や運動方向に対する選択性が似ていることが明らかになった。

　一方，**図12-12**の下図の例のように，時間0の前後に少しずれた所に相関グラフのピークが生じ，また，時間0の前後で非対称的な形のグラフが約6割のニューロン・ペアで得られた。この結果は，2個のニューロンがある時間差で発火する確率が高いことを示し，一方のニューロンから他方のニューロンへの興奮性の入力が示唆される。相関グラフのピーク位置の時間0からのずれから，情報伝達が単シナプス性のものか多シナプス性のものかを推定することができる。今回の実験ではこの時間ずれの平均値が2ミリ秒程度であることから，単シナプス性の結合関係である可能性がたかい。

　相互相関分析をさまざまな課題関連活動をもつニューロン間で行い，得られたニューロン間の機能的関係を模式的に示したのが，**図12-13**である。このように，さまざまな課題関連活動をもつニューロン間に相互作用が存在すること，課題の進行に準じた情報の流れを生み出す相互作用が存在すると同時に，これとは逆方向の情報の流れも存在すること，さらに，遅延期間活動をもつニューロン間に高い頻度で相互作用が観察されることが明らかになっ

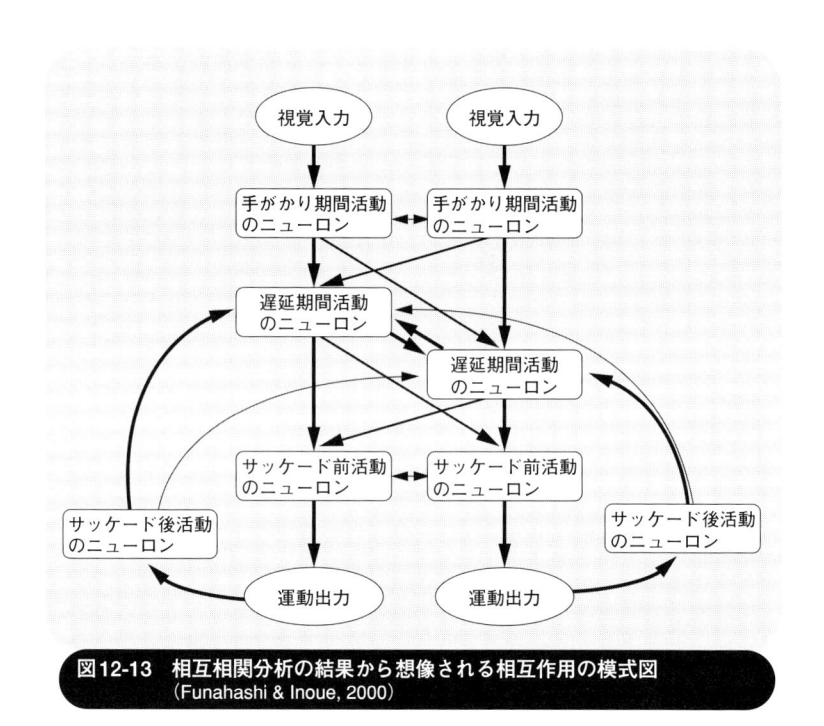

図12-13 相互相関分析の結果から想像される相互作用の模式図
(Funahashi & Inoue, 2000)

ている。

▶ ニューロン間の相互作用の強さは時間とともに変化する

ところで，図12-12に示した相互相関グラフは，試行の開始から終了までの間に生じたスパイク発火のすべてを用いて計算したものであり，こうして得られる2個のニューロン間の機能的関係は解剖学的な入出力関係を反映したものと考えられている。ところで，ニューロンの機能的関係は，課題の条件の違いや課題の時間経過により変化せず，常に一定の入出力関係を保つのか，それとも条件の違いや課題の時間経過により柔軟に大きく変化するのだろうか。

2個のニューロン間に存在する機能的関係の強さの時間的な変化を調べる方法の一つとして，joint peri-stimulus time histogram（j-PSTH）分析法とよ

ばれる方法がある（Aertsen et al., 1989）。この方法は、**口絵12-1**の左図にみられるように、一方のニューロンの課題遂行時の発火活動を時間経過に従って横軸方向に表示し、もう一方のニューロンの活動を時間経過に従って縦軸方向に表示する。適当な時間幅（たとえば20ミリ秒）で時間軸を区切って碁盤の目を作り、1試行のすべての区間で両方のニューロンが発火しているます目を求める。すべての試行でこれを繰り返し、先に作った碁盤の目の各ます目の区間に両ニューロンが発火する確率を求める。このような方法で求めた図がj-PSTH（**口絵12-1**の左図）である。この図は、一方のニューロンのある時点で生じたスパイク発火が、もう一方のニューロンのどの時点の発火と強い相関があるかを示したものである。したがって、**口絵12-1**の左図の左下から右上に引かれる対角線上のます目は、両ニューロンがほぼ同時に発火する確率の時間的変化を表すことになる。これは同時発火ヒストグラムとよばれ、両ニューロン間にみられる機能的結合の強さの変化の指標となることが示されている。**口絵12-1**の右側の対角線上に表示されたヒストグラムが、この同時発火ヒストグラムである。

相互相関分析を行ったニューロン・ペアを用いてj-PSTHと同時発火ヒストグラムを求め、同時発火ヒストグラムの形やその時間的変化より、ニューロン間の機能的結合の強さが課題イベントや課題の時間経過により変化するかどうかを検討した（Funahashi, 2001；船橋，2001）。**口絵12-1**は両方のニューロンで遅延期間活動が観察された例である。同時発火ヒストグラムは遅延期間中増大していることから、遅延期間の間これらのニューロン間の機能的結合の強さが増加していることがわかる。組み合わされたニューロン・ペアによりさまざまな形や時間変化を示す同時発火ヒストグラムが得られるが、視覚刺激提示や眼球運動時に一過性に結合強度の増加する例、遅延期間全体にわたって結合強度の増加する例、遅延期間のある時期に結合強度が増加する例、また反対に相互抑制が強化される例などが得られている。このことは、課題イベントや課題の時間経過に応じて、ニューロン間の機能的関係がダイナミックに変化することを示しており、このような変化をさらに詳しく解析

することにより，さまざまな情報の統合や処理の原理を明らかにすることができるのではないかと考えられる。

13 ワーキング・メモリーに関わる神経回路

> 前頭連合野のさまざまなニューロンがワーキング・メモリーのいろいろな側面に関わっていることが明らかになってきた。情報の一時的な貯蔵にニューロンの持続的な発火活動が，貯蔵されている情報の置換や操作にニューロン間のダイナミックな相互作用が関わっていることがわかってきた。しかし，前頭連合野の関わるワーキング・メモリーのしくみを理解するためには，さらなる研究が必要である。

▶ ワーキング・メモリーに関わる前頭連合野の神経回路

ワーキング・メモリーに関わる神経系の構成要素や神経回路，それらの間に存在する相互作用を，前頭連合野で見出された知見をもとに考察してきた。図13-1はこれらをまとめた模式図である（船橋，2001）。課題や行為に必要な情報は選択・収集機構を通して一時貯蔵機構に入力される。一時貯蔵機構は作業台や作業机として機能し，その上でさまざまな情報処理が行われる。情報の一時貯蔵は一群のニューロンの持続的発火としてとらえることができ，貯蔵されている情報の相違は持続的に発火するニューロンの選択性の相違としてとらえられることが明らかになった。また，情報処理とは，貯蔵されている情報と新たに入力された情報や外部からの調節信号との相互作用による貯蔵されている情報の変化としてとらえられるであろう。そして，このような情報処理は，異なる機能や刺激選択性をもつニューロン間の相互作用によって生じると思われる。このように，ワーキング・メモリーにおける情報処理とは，構成要素間に存在する，行動の流れに依存した機能的相互作用のダ

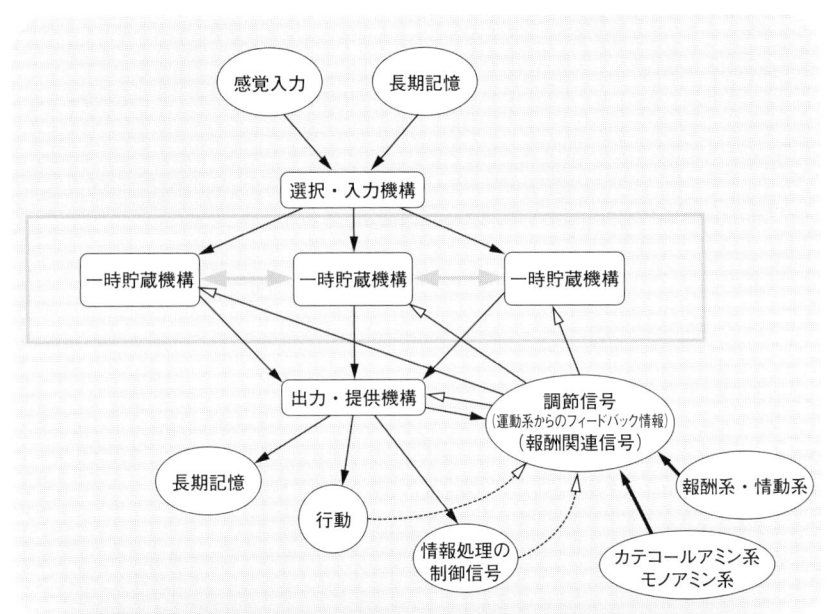

図13-1 ワーキング・メモリーに関わるプロセス間に存在すると考えられる相互作用の模式図（船橋，2001）

イナミックな変化にその基礎があると思われる。

しかし，課題や行動の時間的な流れに依存した機能的相互作用のダイナミックな変化がどのようなしくみで生じるのかは明らかではない。**図13-1**の中にひとくくりのものとして記載した「調節信号」の役割が，この問題を解く最重要な鍵になると思われる。

▶ **情報処理を左右する調節信号の重要性**

前頭連合野に入力してくる情報で，前頭連合野の神経活動を変化させるものとしてもっとも重要なものが，報酬系あるいは情動系の入力である（久保田，1997）。情動系の中枢として扁桃体が知られている（西条，1997）。情動に関わる情報は，扁桃体から視床背内側核や前頭眼窩野を経由して前頭連合野外側部へ入力する経路や，前部帯状回を経由して前頭連合野外側部へ入力

する経路が知られている．視床背内側核，前頭眼窩野，前部帯状回からの情動性入力が，前頭連合野ニューロン間の機能的相互作用の強さを変化させている可能性が考えられる．

　また，調節信号として，ドーパミン（dopamine），ノルアドレナリン（noradrenaline），アセチルコリン（acetylcholine）などの神経伝達物質が考えられる．なかでも，ドーパミンが報酬の有無，報酬出現への期待，注意などと深く関わっていることは，さまざまな研究により明らかにされてきている（Arnsten, 1998）．また，前頭連合野のニューロン活動の大きさや刺激に対する選択性がこれらの伝達物質の局所的な濃度変化により影響されることや（Williams & Goldman-Rakic, 1995），ワーキング・メモリー課題の実行に伴ってこれらの伝達物質の放出量が変化すること（Watanabe et al., 1997），ワーキング・メモリー課題の成績にこれらの伝達物質の濃度変化が影響すること（Brozoski et al., 1979）などが明らかにされている．このような事実は，課題や行動の時間的な流れに依存したモノアミン系，カテコールアミン系伝達物質の放出量の変化により，前頭連合野内の情報処理が影響を受けることを示している．

　ワーキング・メモリーにおける情報処理とは，構成要素間に存在する，行動の流れに依存した機能的相互作用のダイナミックな変化にその基礎があると思われる．今後は，情動系からどのような情報が入力されているのか，モノアミン系，カテコールアミン系伝達物質の放出量は課題の時間的な流れによりどのように変化するのか，この変化により前頭連合野で観察されるニューロン活動の時間的・空間的パターンはどのように変化するのか，さらに，これらの入力は前頭連合野のニューロン間で見出される機能的相互作用の強さをどのように変化させるのか，これによって前頭連合野ニューロンの出力がどのように変化するのか，などを明らかにする必要があるであろう．これにより，ワーキング・メモリーに関わる神経機構が理解されると同時に，前頭連合野の柔軟で可塑的な情報処理のしくみが理解されることになるであろう．

ま と め

　われわれの日々の生活の中で，過去の記憶や経験の果たす役割は非常に大きい．長期記憶の働きにより，われわれの生活を豊かで，確実で，より有益なものにすることができる．しかし，生活を豊かで，確実で，より有益なものにしてくれるのは，長期記憶だけではない．ここで説明したワーキング・メモリーは，長期記憶にも増して，日々の生活に不可欠なものである．ワーキング・メモリーとは，ある課題やある目的の行為を遂行するために，必要な情報を短期間であるが忘れることなく保持すると同時に，状況の変化に対応してダイナミックに情報を消去・更新したり，新たな情報を生成していく記憶メカニズムである．これは，われわれがものごとを理解し，是非善悪を弁別する際に不可欠な脳機能である．われわれがものごとを理解し，是非善悪を弁別する際，あるいは，ものごとを考え，計画し，処理する際には，常識や経験など，いわゆる長期記憶が必要である．しかし，これらを成し遂げるためには，長期記憶が正常に保たれているだけでは不十分である．前頭連合野に損傷のある人でみられたように，豊富な知識と経験をもち，また新たに知識や経験を蓄積できる能力があっても，それらを実生活においてうまく利用できなければ知的とはいえない．蓄積した豊富な知識と経験を実生活においてうまく利用し，的確な判断や選択をするためには，ワーキング・メモリーが不可欠であり，この機能を実現するためには前頭連合野の存在が不可欠であるということができる．

海馬と記憶

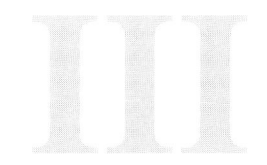

櫻井 芳雄

　記憶との関係でよく挙げられる脳部位が海馬（hippocampus）である。もちろん，本書で取り上げられている感覚系や運動系に属する多くの脳部位も，それぞれ何らかの形で記憶に関係している。しかしそれらの部位では，感覚処理や運動制御など，記憶以外の働きがまず明らかになった上で，さらに記憶をも担っていることが次第にわかってきたのに対し，海馬は記憶との関係が主に取りざたされてきたという点で，ユニークな部位である。そして現在，記憶の神経科学的研究の過半数が海馬を扱っているといっても過言ではない。

　この部位は，とくに霊長類において，その形状がタツノオトシゴに似ているため，海馬と名付けられた。比較的古い脳領域である大脳辺縁系に属しており，側頭葉に近い海馬傍回（parahippocampal region）を中継地として，新皮質連合野の広範な部位との間で入出力のやりとりがある（図14-1）。海馬の内部構造に目を移すと，嗅内皮質（entorhinal cortex）からの入力経路と中隔核（septum）や海馬台（subiculum）へ

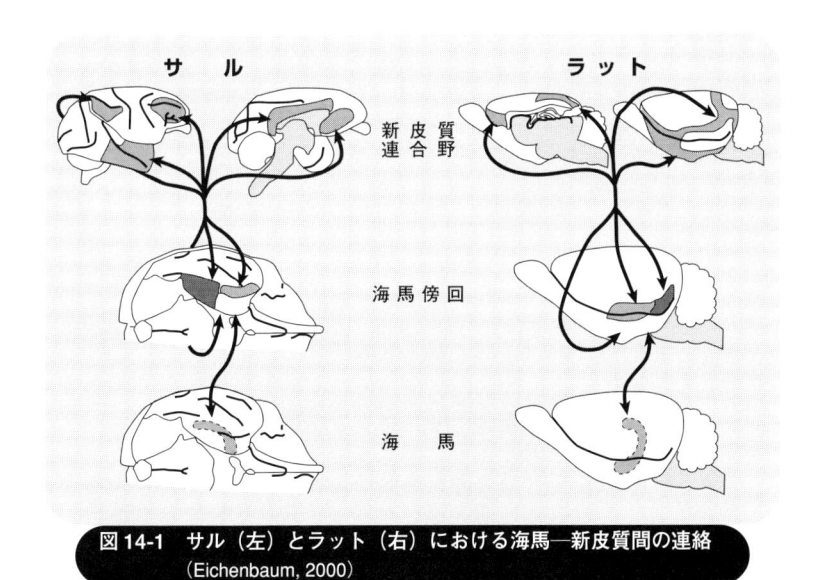

図14-1　サル（左）とラット（右）における海馬—新皮質間の連絡
（Eichenbaum, 2000）

の出力経路があり，それぞれが海馬傍回とつながることで新皮質と連絡している（図14-2）。この内部構造こそ，記憶との関係が取りざたされる領域の中心であり，とくに海馬体（hippocampal formation）と呼ばれる。本書ではこの海馬体を中心に述べる。重要なポイントは，海馬体を特定の記憶を担う中枢として単純にとらえるのではなく，さまざまな記憶を含むさまざまな情報処理に広範かつ柔軟に関わるシステムの一部として理解することである。

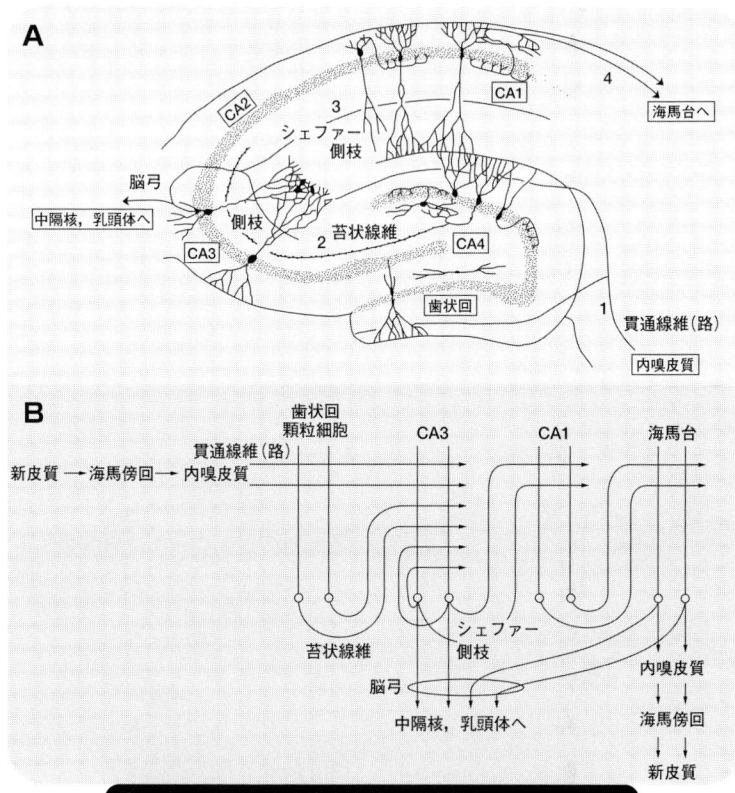

図14-2　海馬体内とその内部の線維結合（Rolls, 1992）

A；中隔―側頭軸に沿って垂直に切った海馬体の断面図。
B；海馬体内の回路を示す模式図。

14 海馬破壊の臨床例と動物実験

海馬と記憶の関係を示す事実として，脳内損傷のヒト臨床例が有名である。また，ラットやサルを使った動物実験も，海馬破壊により記憶障害が生じることを示してきた。しかし，ヒトの臨床例をさらに詳しく調べたり，あるいは，動物を用いたより詳細な破壊実験を行うことにより，海馬と記憶の関係はけっして単純ではないこともわかってきた。

▶ ヒトの臨床例

海馬と記憶との関係を示すもっとも有名な事実は，海馬を含む側頭葉内側部の切除による記憶障害の臨床例である（Squire, 1987）。1953年，当時青年であったH.M.は，難治性てんかんの治療のため，両側の側頭葉内側部を切除された。しかしこの大胆な外科的措置にも関わらず，彼のてんかん発作は完全には収まらず，さらには，術後にきわめて重篤な記憶障害を示すこととなった（Hilts, 1995）。その後の人生において経験する出来事をほとんど覚えられなくなってしまったという，このあまりに有名な悲劇的事例は，記憶の形成と側頭葉内側部との関係を一気に有名にした。そして現在に至るまで，多彩な臨床例に関する膨大な研究を生み出してる(Choen & Eichenbaum, 1993)。H.M.の記憶障害はたしかに重篤であり，簡単な記憶テストにおいても，一旦提示された後消えた刺激を，数十秒から数分間覚えておくことさえ困難であった。日常生活においても，たとえば同じ新聞を何度も読み返したり，同じジョークが出てくるページで何度も笑ったりする。一度読んだはず

のページをすぐに忘れてしまうからである。知能テストの結果は，記憶関連のテスト以外ではけっして悪くないため，記憶障害だけが一層際立ってしまう。

　しかしその後，H.M.の障害をさらに詳細に調べた結果，彼にも健常者と同様に覚えることができる記憶があることがわかった。たとえば図14-3に示す鏡映描写課題を行わせると，健常者と同様にその成績は向上し，この課題を行う技術を3日ほどで覚えていったのである。しかしH.M.は，自分がその課題をできるようになった理由，つまりそれをすでに何度も練習したという事実は覚えていなかった。この結果から，海馬を含む側頭葉内側部は，技術や技能と呼ばれるような身体で覚える記憶，いわば記憶した内容を言葉で説明できない非宣言的記憶（non-declarative memory）には関わっておら

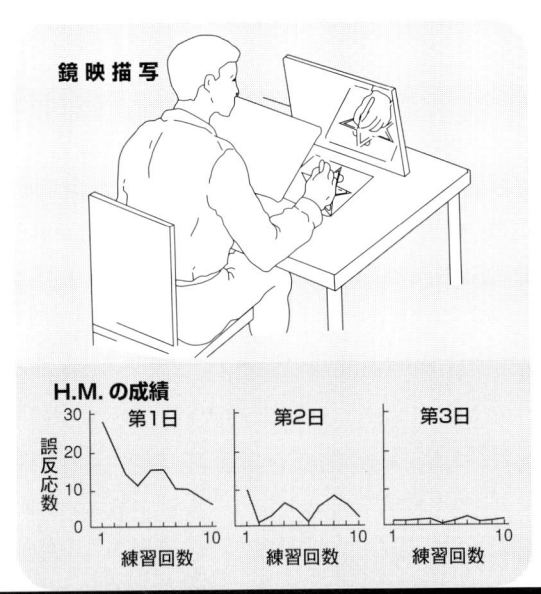

図14-3　鏡映描写課題（上）とH.M.の成績（下）（二木，1989）
鏡に映った図形と手元だけを見ながらその図形をペンでなぞる。H.M.は1日10回3日間練習した。

ず，覚えた内容を意識的に想起し言葉で報告できるような記憶，つまり宣言的記憶（declarative memory）にのみ関わっていることがわかった。このことは，さまざまに分類された異なる種類の記憶の形成が，それぞれ異なる脳部位に対応している可能性を示したという点で画期的であった。

またH.M.はあくまでも切除手術後に経験した事実を覚えられなくなったのであり，古い記憶は失っていない。しかし手術前数年間の記憶となると，あやふやなものがあり，手術直前数カ月間の記憶はほぼ完全に失われていた。このことから，海馬は記憶の永久的な貯蔵庫ではないこと，および，新しい記憶は海馬体内にしばらく止まった後，次第に長期記憶として他の脳部位へ貯蔵され安定していくことがわかった。

H.M.以降の研究の中では，心臓発作による一過性の虚血が原因で海馬体内のCA1やCA3とよばれる錐体細胞層のみが破壊されたR.B.の事例がよく知られている。錐体細胞は大きく酸素消費が高いため，酸素供給が途絶える虚血により真っ先に死滅する。そしてこのR.B.も，H.M.ほどではないが重

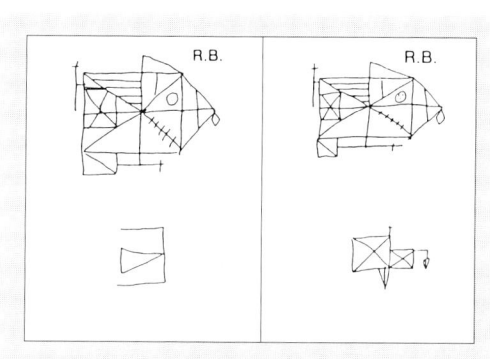

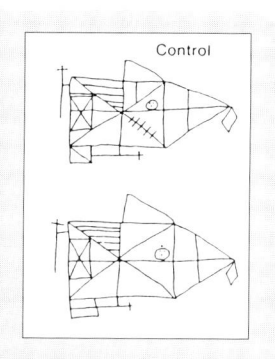

図14-4　症例R.B.が示した記憶障害（Zola-Morgan et al., 1986）
レイ―オステライト図形（左下）を用いた。各パネルの上段はその図形を見ながら模写させたものであり，下段は見ないで思い出しながら描かせたものである。左は発症後6カ月目，中央は発症後23カ月目の結果であり，右は健常者の結果である。

篤な記憶障害を示したのである（図14-4）。つまり，海馬体の中でもとくに錐体細胞層が記憶形成に関わっていることがわかった。

しかしながら，すべての契機になったH.M.の事例についてはその後も研究が続き，最新の技術である磁気共鳴画像法（MRI）による切除部位の精緻な測定を行ったところ，海馬体の後部3分の1が切除されず残っていたことが新たに判明した（図14-5）。必ずしも海馬体や錐体細胞層の全体が破壊されずとも，重篤な記憶障害が生じることが示唆されたわけである。また，海馬体の周辺部位もいくつか破壊されていることもわかった。このことから，海馬体の内部構造や周辺部位と記憶形成との関係を，さらに詳細に検討しなければならないという気運が高まっている。たしかにH.M.やR.B.の症例か

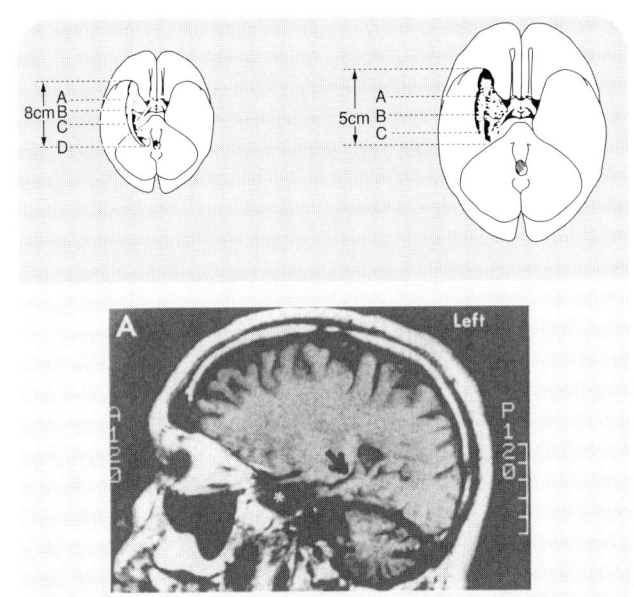

図14-5　最新のMRI画像から見た症例H.M.の脳（Corkin et al., 1997）

従来は前後方向約8cmの切除（左上図）といわれてきたが，後方約3分の1が切除されず残っていた（右上図）。左右両側共に切除されたが，説明のため片側は残して描いてある。下図は実際のMRI画像（左半球）。白い小さな＊印が実際の切除部位であり，その右上にある黒い矢印が残されていた海馬体後部を示している。

ら，海馬体が記憶（とくに宣言的記憶）の形成に関連していることは間違いない。しかしそれら以外の膨大な数の臨床例からは，海馬体だけの障害では記憶障害が軽いという症例も多く見つかっており，海馬体というよりも，その周辺部位を組み合わせた広範なシステム全体が記憶に関連している可能性も指摘されている（山鳥と河村，2000）。したがって，現時点において，海馬体＝記憶中枢と安易に結論づけることは危険である。

当然のことながら，何らかの事故や疾患によるヒトの臨床例においては，精緻で体系的な破壊を示す事例はほとんどない。外科的な処置による H.M. においても，海馬体以外が広範に，しかも複数部位にまたがって破壊されていた。そこで海馬体の機能を明確にするためには，動物を用いたより厳密で体系的な破壊実験が必要となる。

▶ 動物の破壊実験

① ヒト臨床例の追試

ヒトの臨床例から示された事実のいくつかは，動物とくにサルの海馬体を破壊した実験でも確認されている。ヒトの宣言的記憶に対応する記憶をみるためのいくつかの記憶課題，たとえば遅延非見本合わせ課題をサルに習得させ（図14-6），その後海馬体を破壊すると，遅延時間の延長に伴い成績がより大きく低下した（Zola-Morgan & Squire, 1986）。しかし，海馬体のみでなく扁桃体（amygdala）をも破壊しないと成績は低下しない，という報告もあり（Mishkin, 1978），また海馬に近い新皮質である嗅周皮質（peri-rhinal cortex）や海馬傍回の破壊でも，同様の低下が生じるという事実もその後報告されている（図14-7）。これらのことから，サルの破壊実験においてもヒトの臨床例の研究同様，海馬体単独ではなく，その周辺部位をも含んだ広範なシステム全体が記憶に関連している可能性が高く，やはり単純に海馬体＝記憶中枢と結論づけることはできない。とくに霊長類の海馬の働きについては，研究の数もけっして多くはなく，まだまだ検討の余地がある。

② 記憶形成との関わり

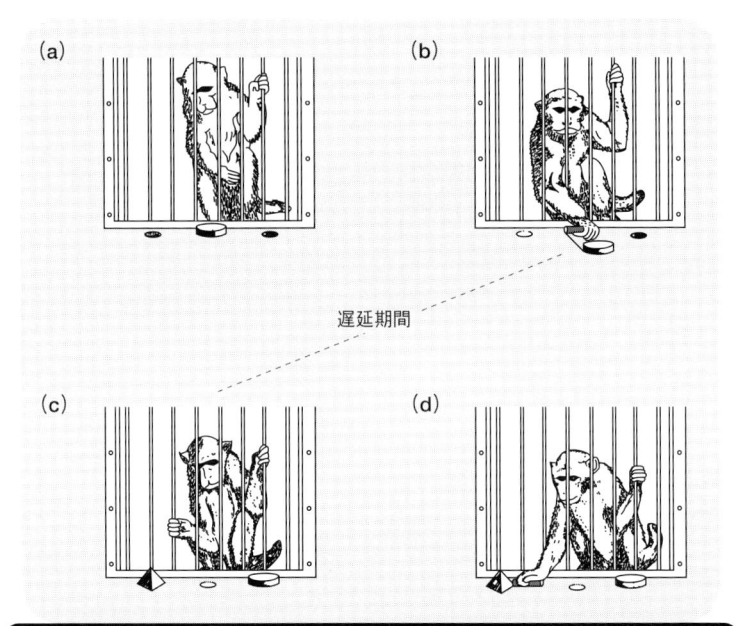

図14-6 サルの遅延非見本合わせ課題(二木,1989)
まずサルの前の中央に見本刺激を置き(a),その下の餌をとらせる(b)。その後一定の遅延期間をおいてから,左右に2つの異なる刺激を置く(c)。見本刺激と異なる刺激を選ぶと正解となる(d)。

　新しい記憶は海馬体内にしばらく止まった後,次第に長期記憶として他の脳部位へ貯蔵されていくという事実,つまり海馬体は記憶を形成するプロセスに関与するという事実は,サルの海馬体を記憶課題の学習後さまざまな時点で切除し,その後の健忘を調べた実験でも再現されている。海馬体を壊されたサルは,その手術の2週間から1カ月前に学習した課題についてとくに成績が悪く,いわゆる逆向性健忘が生じたが,海馬体を壊されなかったサルには,そのような健忘は見られなかったのである(**図14-8**)。またこのことから,サルでは記憶が海馬体内に止まる期間はヒトよりやや短く,約1カ月間であることもわかった。ラットの海馬体を切除した実験では,記憶が海馬体内に止まる期間はさらに短くなり,約2週間らしい(Kim & Fanselow, 1992)。このような事実から,記憶の形成における海馬体の役割は,記憶貯

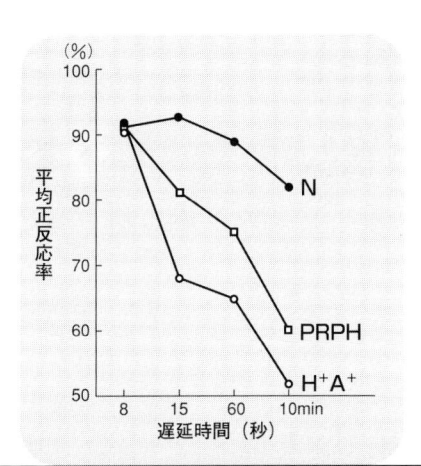

図 14-7 サルの遅延非見本合わせ課題における海馬体と扁桃体,および,嗅周皮質と海馬傍回の破壊効果(Zola-Morgan et al., 1989)

N;正常なサル,PRPH;嗅周皮質と海馬傍回の同時破壊,H^+A^+;海馬体と扁桃体およびその周囲の同時破壊。

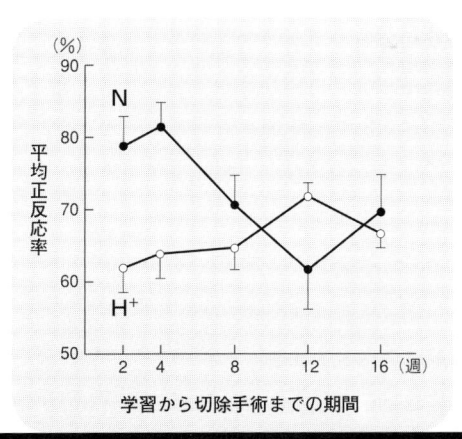

図 14-8 サルの海馬体破壊による逆向性の記憶障害(Zola-Morgan & Squire, 1990)

横軸は課題を学習した時点を切除手術から遡った期間で表している。N;正常なサル,H^+;海馬体とその周辺の破壊。

蔵庫としてではなく，記憶の処理や制御であることは間違いないらしい（酒井, 1994）。

　それでは，新しい記憶は何のために海馬体内にしばらく止まるのであろうか？　おそらく，入力情報が長期記憶という安定した情報形態になるための変換作業が，その間に行われていると考えられる。記憶の形成が入力情報のコピーの作成ではないことは，心理学の概論書にも必ず書いてある。入力情報が記憶情報として脳の中に蓄えられるためには，何らかの処理を受け，貯蔵されうる符号に変換されなければならず（コーディング），それこそが「記憶は情報処理である」（Squire, 1987）といわれる所以である。とくに安定した長期記憶へのコーディングには，すでに長期記憶として存在している情報や，類似した情報との間の，結びつけ（連合）や関係性の形成が不可欠であることが心理学的にわかっており，それを意図的に行う操作が，いわゆる記憶術である（ブザン, 1986）。

　たしかに，海馬体がそのような情報間の連合や関係性の形成に寄与していることを示す実験は多い。たとえばラットの海馬体を切除すると，特定の音や光が単独で提示されたときにレバーを押すと報酬が出ることは覚えられるが，そのような音と光が組み合わされ同時に提示されたときには別の意味（無報酬）を持つ，ということは覚えられない（Sutherland & Rudy, 1989）。あるいは，4種類（A，B，C，D）の嗅刺激を用いて，AとBが同時に示されたときはAを選べば正解（A＋，B－），CとDではCが正解（C＋，D－）という弁別を訓練すると，海馬体を切除されたラットと正常なラット共にそのルールを覚えることができるが，そのあと，AとD，またはBとCを同時に示すと，正常なラットは，以前のルールから，Aが＋でDが－，またはBが－でCが＋，という関係性を即座に把握しAやCを選ぶが，海馬体のないラットではそれができない（図14-9）。このような破壊実験の結果から，海馬体は，複数の異なる情報間の連合や関係性を形成する機能を持つことで，記憶形成に関わっていることがわかる。

③ ワーキング・メモリー（作業記憶）との関わり

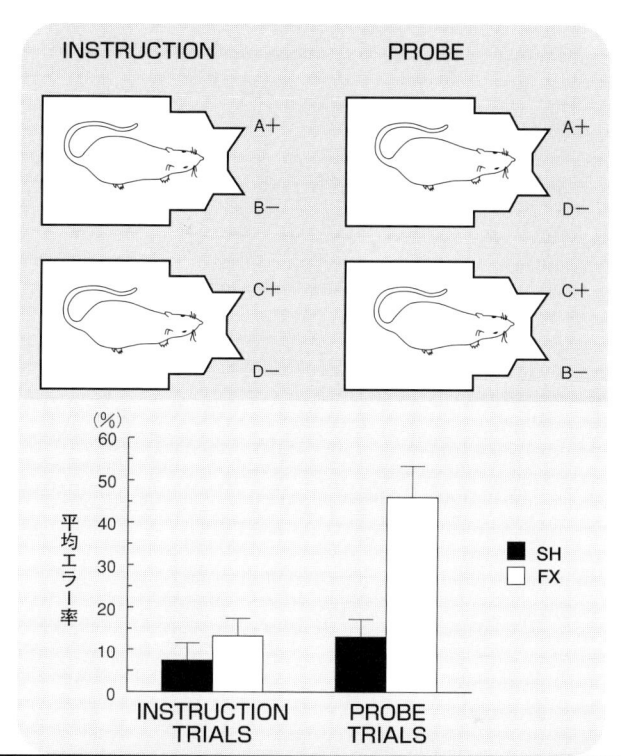

図14-9 異なる刺激間の関係性を学習する際の海馬体の破壊効果
(Eichenbaum et al., 1989)

上左図は原学習事態(INSTRUCTION),上右図は原学習後のテスト事態(PROBE)で,＋は正刺激を意味する。下のグラフは原学習とテスト事態におけるエラー率であり,それぞれの事態におけるグラフのペアの右側が海馬体破壊群(FX),左側が正常群(SH)である。実際には海馬体を破壊する代わりに海馬采—脳弓間の経路を切断してある。

　ヒトの記憶の分類は多種多様であるが,それは動物の記憶研究においても同様である。その中でもとくにワーキング・メモリー(working memory；作業記憶)の研究は,1970年代以降きわめて多彩な展開を示してきた(Honig, 1978)。従来の短期・長期記憶のように保持の時間的長さにのみ注目するのではなく,記憶の性質と働きに視点をおいている点は,動物のワーキング・メモリーもヒトと共通である。しかし,時間的文脈(temporal

表14-1 作業記憶と参照記憶の特徴（Olton, 1986を改変）

	作業記憶	参照記憶
記憶情報が有効な試行数	1試行のみ	全試行
時間的混乱に対する感受性	高い	低い
眼前の事態がもつ時間的文脈	重要	無関係
すべての事態への一般化	できない	有用

context）を要するか否かという観点から，それを要しない対照的な記憶であるレファレンス・メモリー（reference memory；参照記憶）と比較することで，きわめて明快かつ操作的に定義している点が，動物のワーキング・メモリーに関する研究の特徴である（**表14-1**）。つまりある事象を，それがいつ生じたのかという時間的文脈の中で覚えるのがワーキング・メモリーであり，個別の状況に次々と対処していくため，常にセット・リセットが可能な動的な記憶であると考える。そして実験上の操作的定義としては，ある課題を行っている際，動物が今まさに行っている一試行にとってのみ有効な記憶，つまり「いつの」という時間的文脈が重要となる記憶をワーキング・メモリーとしている（Olton, 1986）。

　海馬体とワーキング・メモリーとの関係を調べるためには，ワーキング・メモリーとレファレンス・メモリーを直接比較する課題を用いればよい。たとえば**図14-10**のT迷路での選択反応がある。スタート後の最初の分岐点で右へ行けばT迷路へ通じる。まず強制試行でT迷路の左右どちらかの入口だけを開け，その中で餌をとらせる。次の選択試行では左右両方の入口を開けておき，先の強制試行と逆方向をラットが選ぶと正反応とする。選択試行で正しく反応していくためには，個々の試行にのみ有効な記憶（その直前の強制試行の結果）を常にセット・リセットしながら覚えていくワーキング・メモリーが必要である。一方，T迷路の手前の分岐点で右を選ぶことは，全試行を通じて一定であるから，ワーキング・メモリーは関係なく，固定されたルールとしてのレファレンス・メモリーのみを必要とする。そして海馬体を破壊すると，このワーキング・メモリーにもとづく反応だけが阻害されたの

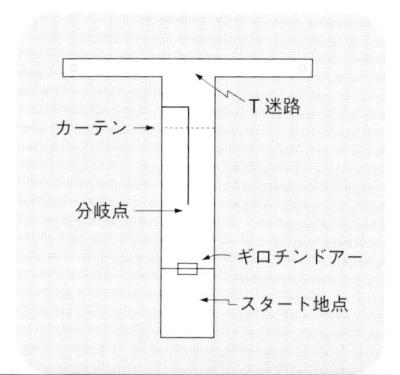

図 14-10　ラットのワーキング・メモリーとレファレンス・メモリーを直接比較するための装置（Olton, 1986）

である（Olton, 1986）。またこのような空間的な手がかり以外のワーキング・メモリーについても，海馬体破壊は同様の効果があり，たとえば十字型迷路内の各走路を別々の材質や色で作り，それらも手がかりとして利用できるようにしても，やはり海馬体の破壊でワーキング・メモリーのみが阻害された（Olton & Feustle, 1981）。

④ 空間記憶との関わり

　海馬体は必ずしもワーキング・メモリーにのみ関わるのではなく，空間的手がかりを利用する記憶全般に関わるという実験結果も多い。たとえば**図 14-11**の放射状迷路を用いた実験がある。すべての走路の先端に餌をおくと，ラットは一度入った走路，すなわちすでに餌を採ってしまった走路をその都度覚えていき，同じ走路に二度と入らずに効率よくすべての餌を採ることができる。この場合，すでに入った走路が置かれた位置，という空間的な手がかりを常に覚えていくワーキング・メモリーが働かねばならない。そして海馬体を破壊すると，このような効率よい走路選択ができなくなり，一度入った走路に何度も入り直すエラーが生じてしまう。これは先と同様に，海馬体とワーキング・メモリーとの関係を示唆する。しかし走路の本数を倍以上に増やし，その半分の走路には常に餌を置かず，もう半分の走路には常に餌を置いておく。半分の走路の餌を効率よくとるためには，先と同様にワーキン

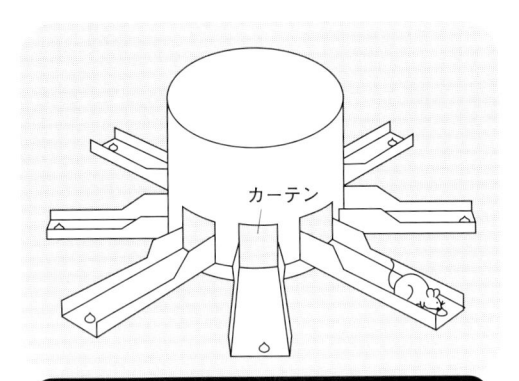

図14-11　ラット用の放射状迷路（渡辺，1994）

グ・メモリーが必要であるが，残り半分の走路には常に入らないという記憶は，一度覚えれば済む固定的なルールとしてのレファレンス・メモリーである。そして海馬体を破壊すると，どちらの記憶も等しく阻害されてしまい，空間的位置以外に手がかりとなる物を各走路に置くと，海馬体を破壊すると，ラットはどちらの記憶も阻害されなかったのである（Leis et al., 1984）。また，不透明な水を満たしたプール内に沈められた小さな台の位置を，プールが置かれた室内の空間的な手がかりのみから覚えていく水迷路課題においても，海馬体を破壊すると，ラットはその台の位置をなかなか覚えられずエラーが多くなるという（Morris et al., 1982）。これらの結果は，海馬体が空間の記憶に広く関わっている可能性を示している。

　ラットを用いた海馬体の破壊実験は，これら以外にも膨大な数が行われているが，ワーキング・メモリーや空間記憶との関係については，互いに矛盾した結果も多く，未だに明確な結論は出ていない。しかしあえて共通する結果を探してみると，空間記憶の形成つまり学習に関しては，海馬体破壊により阻害されることでほぼ一致しているようである（**表14-2**）。つまり，海馬体は空間的な手がかりを次第に記憶していく際，とくに重要な働きをするらしい。しかしこのことは，海馬体が空間記憶以外には関係していない，という意味ではなく，空間記憶においてより重要な役割を果たしていることを指

表14-2 ラットの海馬破壊実験のまとめ (Barnes, 1988 を改変)

研究者	課題獲得後に破壊 手がかり課題		空間課題		研究者	課題獲得前に破壊 手がかり課題		空間課題	
	Ref	Work	Ref	Work		Ref	Work	Ref	Work
CA fields					**CA fields**				
Olton et al	—	—	—	imp	Jarrard	—	—	—	imp
Jarrard	—	—	—	timp	Sutherland et al	—	—	imp	—
Jarrard	—	—	timp	timp					
FD					**FD**				
Jarrard et al	ok	ok	timp	ok	Sutherland et al	—	—	—	imp
Sutherland	ok	—	imp	—	Sutherland	ok	—	imp	—
HIPP					**HIPP**				
Jarrard	—	—	—	imp	Jarrard	—	—	—	imp
Nadel and McDonald	ok	ok	imp	imp	Winocur	—	ok	—	imp
Jarrard	timp	timp	imp	imp	Oades	—	—	imp	imp
Gage	—	—	ok	ok	Morris et al	ok	—	imp	—
Jarrard	ok	timp	imp	imp	Sutherland et al	ok	—	imp	—
Jarrard	ok	ok	timp	ok	Gage	—	—	imp	imp
Aggleton et al	—	ok	—	imp	Aggleton et al	—	ok	—	imp
ENT					**ENT**				
Jarrard et al	ok	imp	imp	imp	Schenk and Morris	ok	—	imp	—
Schenk and Morris	ok	—	timp	—	Rasmussen et al	ok	ok	imp	imp
SUB									
Jarrard	timp	timp	imp	imp					
Jarrard	ok	ok	imp	timp					
FF					**FF**				
Jarrard	—	—	—	imp	O'Keefe et al	ok	—	imp	—
Olton and Pappas	—	—	ok	imp	Jarrard	—	—	—	imp
O'Keefe and Conway	ok	—	imp	—	Sutherland et al	ok	—	imp	—
Olton and Feustle	—	—	imp	imp					

CA field, CA 1~3 領域；FD, 歯状回；HIPP, 海馬全体；ENT, 嗅内皮質；SUB, 海馬脚；FF, 海馬采／脳弓；Ref, 参照記憶；Work, 作業記憶；ok, 阻害せず；timp, 一次的な阻害；imp, 阻害；—, 未検討

摘しているにすぎない。

⑤ 破壊実験の限界

　海馬体の破壊実験のほとんどはラットを用いたものであり，サルを用いた研究は少ない。そして，すでに述べたように，ラットの破壊実験の結果は互いに矛盾したものも多く，上記の空間記憶の形成以外には，そこから海馬体の働きに関する一定の知見を得ることは困難である。その理由としてまず考えられるのは，記憶課題における装置や訓練方法の違いである。同じ記憶をみているつもりでも，装置や手続きの微妙な違いによって，異なる機能をみていることも十分あり得る。もう一つの大きな理由として，破壊の不確実さ

が考えられる（櫻井, 1995）。たとえばよく用いられる吸引法や電気的方法は，破壊範囲の限定が難しく，またより広範囲を壊す傾向があり，海馬体周辺の破壊による効果が出やすい。また，海馬体自体の破壊の代わりによく用いられる海馬采—脳弓（fimbria-fornix）経路の切断は，海馬体からの出力路をかなり残すため，破壊として不十分であるという。そのため，海馬体の錐体細胞層のみを選択的に破壊するイボテン酸投与などの薬物的な破壊法が次第に用いられるようになってきたが，まだその数は少なく，必ず正確な破壊が可能となるわけでもない。さらにまた破壊法は，機能脱落からその部位の働きを推測するという，いわば間接的な手法であり，その部位が実際にどのように働いているかを直接示すわけではない。つまり，破壊実験の結果のみから海馬体の機能を同定することは不可能であり，実際に記憶を働かせている際，海馬体の神経細胞（ニューロン）がどのように活動しているかについて，記録し解析する実験が不可欠となる。

15 海馬体のニューロン活動

> 記憶という情報処理を実際に行っている脳で，海馬体の神経細胞（ニューロン）がどのように活動しているかについて，多くの実験が行われてきたが，やはり特定唯一の情報処理にのみ関わっているわけではなさそうである。また海馬体では，多くのニューロンが集団的かつ協調的に働くことで，記憶に関わっているらしい。

▶ ラット海馬体のニューロン活動と空間記憶

　海馬体のニューロン活動の記録実験も，ラットを用いたものが多い（櫻井, 1997）。とくにそのCA1やCA3の錐体細胞層に存在する複雑スパイク細胞（complex spike cell）は，細胞体が大きく，活動時に独特の大きな細胞外電位（スパイク）を生じ，脳表に比較的近いところにあり記録しやすいことから，もっとも実験が多い。複雑スパイク細胞からの記録では，ラットが歩き回る空間内の特定の場所でのみ発火するニューロンがよく検出され（O'Keefe & Nadel, 1978），これを場所細胞（place cell）と呼ぶ。また，個々のニューロンが発火する場所はニューロンごとに異なっており，それを各ニューロンの場所フィールド（place field）という。これらのことから，海馬体はいくつかの場所により構成される空間を認知する機能に関係するという，海馬の認知地図（cognitive map）仮説が有名となった（O'Keefe & Nadel, 1978）。このような認知地図が，空間の知覚と記憶のどちらにより関連しているかについては不明な点も多かったが，迷路を用いた記憶課題遂行中の海

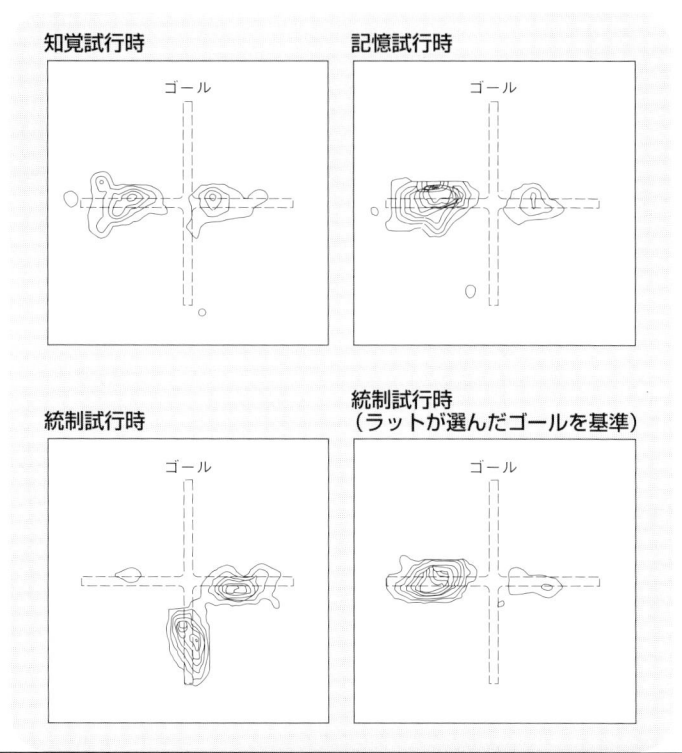

図15-1 空間の記憶課題遂行中のラット海馬ニューロンの活動
（O'Keefe & Speakman, 1987）

知覚試行時；十字型迷路が置かれた室内空間を構成するさまざまな手がかりにもとづき，ゴールを選ばせたとき．記憶試行時；上記の手がかりを一定時間だけ示し，それらを取り除いた後にゴールを選ばせたとき．統制試行時（左下）；手がかりがはじめから取り除きゴールを選ばせたとき．当然誤反応が多くなる．統制試行時（右下）；左下図の統制試行時のデータを，正誤に関わらずラットが選んだ場所を図中のゴールとしてまとめ直したもの．知覚試行時および記憶試行時と同様の場所でニューロンが発火していることがわかる．図中の等高線はニューロンの活動頻度を表す（1 step＝1.5Hz）．

馬体ニューロン活動を解析した実験は，空間に関する記憶情報をそれらニューロンが保持していることを示した（図15-1）．つまり，迷路が置かれた空間を構成している一定の手がかりにもとづきゴールを選ぶ際，迷路内の特定の場所で発火したニューロンは，それら手がかりを除去した後，つまり記憶

15 海馬体のニューロン活動

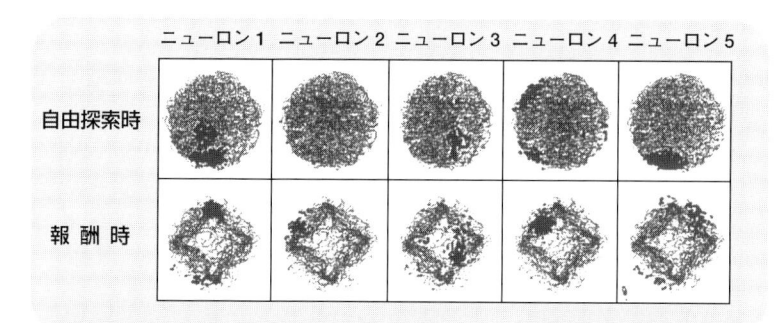

図15-2 ラットの海馬体から記録された5つの場所細胞の活動変化
（Markus et al., 1995）
直径1メートルほどの円形広場内を動いているときのニューロン活動を濃い点で示す。一面に広がっている薄い破線は、ラットの移動軌跡を表している。自由探索時には、ニューロン毎にそれぞれ特定の場所でのみ活動しているが、報酬時（広場の四隅にエサを順番に置く）には、活動する場所が変化する。

にもとづき同じゴールを選ばせた際も、同じ場所で発火したのである。しかも、ラットが誤った走路をゴールとして選ぶと、そのニューロンが発火する場所つまり場所フィールドも、誤った場所に対応するように変化し、ラットがゴールとして選んだ走路とニューロンの場所フィールドとは、常に一定の関係に保たれていた。また、広い空間内をラットが自由に走行する際には、海馬体の個々のニューロンはそれぞれ特定の場所フィールドを示すが、特定の場所にのみ報酬を置くことで、ラットにとって各場所の意味を変化させると、場所フィールドもそれに合わせて変化した（**図15-2**）。これらの結果は、すでに述べた破壊実験の結果と同様に、海馬体が空間の記憶や認知に広く関わっていることを示している。

▶ ラット海馬体のニューロン活動と非空間記憶

これまで述べてきた事実は、海馬体のニューロンが空間の認知や記憶にのみ関わる、ということを意味するわけではない。事実、迷路内での海馬体ニューロンの活動はラットの動作の方向により変わるし、場所フィールドでの発火は、ラットが自発的に移動した際にのみ生じる。つまり、場所ニューロ

ンの活動は，特定の場所とそこへ行く動作との連合を反映しているとも考えられる（Foster et al., 1989）。また，2方向迷路を用い，強制試行時と同じ色（白または黒）の走路が選択試行で正確となるワーキング・メモリー課題と，

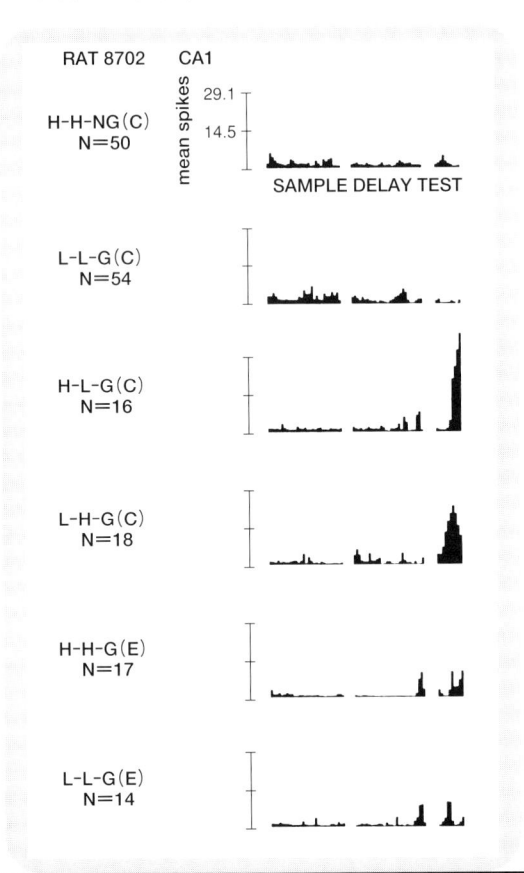

図 15-3 音のワーキング・メモリー課題遂行中のラット海馬体ニューロンの活動（Sakurai, 1990a）

3秒間の音提示期間（SAMPLE）→ 3秒間の保持期間（DELAY）→ 1秒間の音提示期間（TEST），の後，提示された2つの音が異なるときはパネルを押し（Go），同じときはパネルを押さない（No-Go）。同じニューロンの活動頻度を示す6つのヒストグラムそれぞれの左側に，提示された音とラットの反応を示している。H；高音，L；低音，NG；No-Go反応，G；Go反応，C；正反応，E；誤反応。このニューロンは，提示音の種類や反応の種類に関わらず，正反応の前に活動が増大している。縦軸は1秒あたりの平均発火頻度。

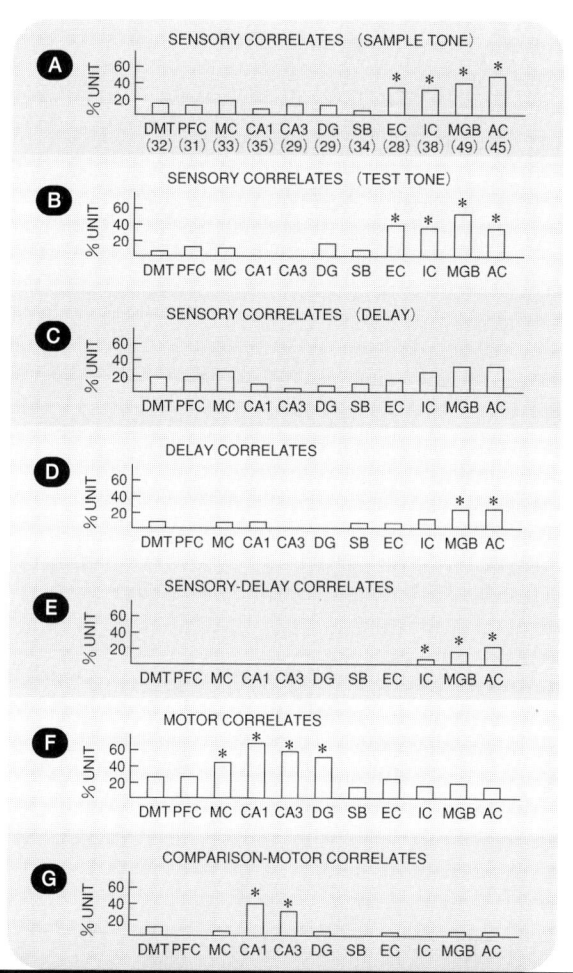

図15-4 音のワーキング・メモリー課題に関わるニューロンの各部位における割合（Sakurai, 1990b）

縦軸は記録したニューロン総数のうち各プロセスに関わったニューロンの比率を示す．上から，グラフA；保持すべき刺激の弁別に関わるもの，B；提示中の刺激の弁別に関わるもの，C；特定の刺激の保持に関わるもの，D；保持一般に関わるもの，E；刺激の弁別と保持に関わるもの，F；反応の制御に関わるもの，G；刺激の比較と反応の制御に関わるもの．横軸は記録した部位を示す．左から，DMT；視床背内側核，PFC；前頭前野，MC；運動野，CA1；海馬体CA1，CA3；海馬体CA3，DG；歯状回，SB；海馬台，EC；嗅内皮質，IC；下丘，MGB；内側膝状体，AC；聴覚皮質．カッコ内は各部位で記録したニューロンの総数．

左右や白黒のどちらかの走路が常に正解となるレファレンス・メモリー課題それぞれをラットに行わせ，その際の海馬体ニューロン活動を解析すると，ワーキング・メモリー課題を行っているとき活動を増大させるニューロンが多かった（Wible et al., 1986）。さらに，いくつもの嗅刺激を弁別する記憶課題遂行中の海馬体ニューロンも，嗅刺激の種類やラットの行動に対応した特異的な活動を示す（Eichenbaum et al., 1987）。また，音の短期間保持を次々繰り返すことを要するワーキング・メモリー課題においても，音刺激の種類やラットの反応の違いに対応した活動が海馬体のニューロンにはみられ，しかも，刺激の種類や反応の違いとの対応ばかりではなく，ラットの反応の正誤，つまり記憶情報処理の正誤に対応した活動を示すニューロンも多く見つかっている（図15-3）。さらに，海馬体のみならず聴覚系から運動系までを含む11の部位からニューロン活動を記録し比較した実験は，それらの部位はそれぞれ何らかの形でワーキング・メモリーに関わっており，とくに海馬体は，刺激の比較やそれにもとづく反応の制御により関与していることを示している（図15-4）。さらにまた，音の短期的保持を繰り返すワーキング・

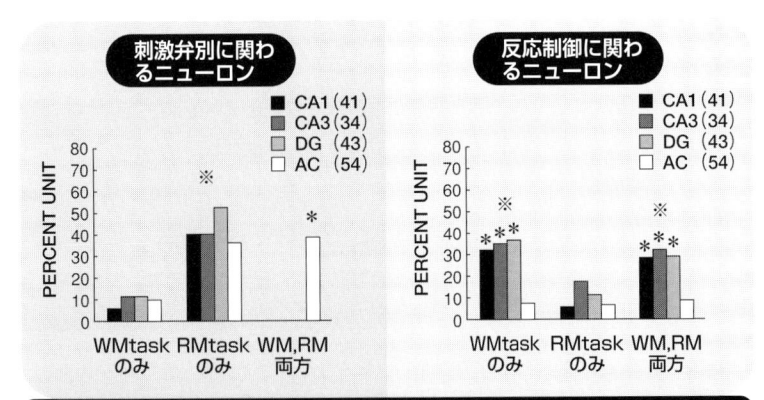

図15-5 ワーキング・メモリー課題とレファレンス・メモリー課題それぞれにおける刺激弁別（左図）と反応制御（右図）に関わるニューロンの割合（Sakurai, 1994を改変）

CA1；海馬体CA1，CA3；海馬体CA3，DG；歯状回，AC；聴覚皮質。カッコ内は記録したニューロン総数。WM task；ワーキング・メモリー課題，RM task；レファレンス・メモリー課題。

メモリー課題と，その長期的保持のみを要するレファレンス・メモリー課題を同一ラットに遂行させ，同一の海馬体ニューロンの活動を両課題で記録すると，どちらの記憶課題にも共通して関わるニューロンが存在した（図15-5）。これら記録実験の結果から，ラットの海馬体ニューロンが，空間記憶以外のさまざまな種類の記憶と，それらにもとづく反応制御などに広範に関わっていることは明らかである。

▶ サル海馬体のニューロン活動

　サルの海馬体ニューロンの記録実験は，海馬が脳の深部にあることから生じる記録の難しさ等もあり，ラットに比べきわめて少ない。またラットとは異なり，ニューロン活動はまず非空間的な記憶課題，すなわち視覚刺激を短期間保持する遅延反応課題の遂行中に記録された（図15-6）。そして，記録した海馬体ニューロンの半数近くが，刺激の保持期間中に持続的に発火することがわかり，サルの海馬体が視覚刺激の短期的保持あるいはワーキング・メモリーに関係することが示された。しかしその後，ラットの場所ニューロンと同様に，サルの海馬体にも場所ニューロンがあることが報告された。すなわち，室内に配置された刺激間を移動するサルから海馬体ニューロンを記録した実験は，室内の特定の場所で応答するニューロンがサルの海馬にも存在し，それが空間的に配置された複数刺激の位置関係を反映していることを示した（Ono et al., 1995）。しかしこの実験では，サルは実験者が制御する椅子に乗り室内を移動しているだけであり，ラットの実験のように自ら室内を探索し行動しているわけではない。そのため，そこで見つかったニューロン活動を場所ニューロンとよべるかどうかはわからず，それが特定の場所の認知や記憶を積極的に担っているかどうかも不明である。また，そのような空間を手がかりとして利用できる記憶課題をサルに遂行させると，海馬体ニューロンがその課題での刺激や反応に応じた特異的な活動を示すこともわかった（Eifuku et al., 1995）。さらにサルの海馬体ニューロンは，特定の図形が特定の場所に現れたか否かを覚え判断させる課題においても，それら図形と

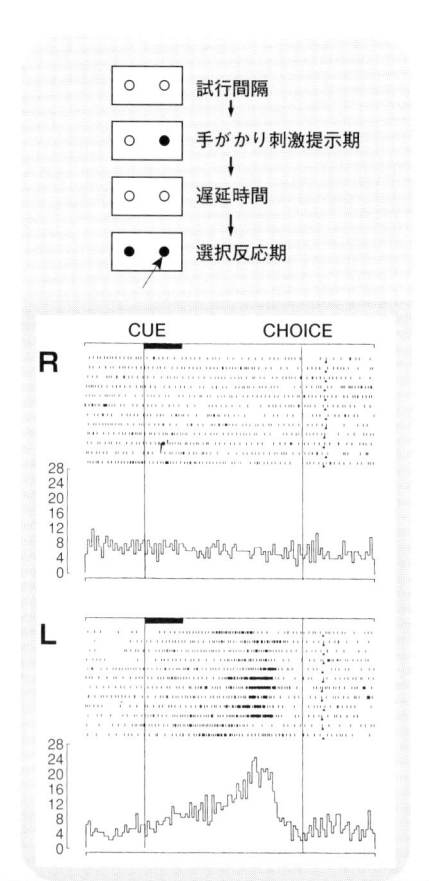

図 15-6 視覚刺激の短期記憶（作業記憶）課題遂行中のサル海馬体のニューロン活動（Watanabe & Niki, 1985）

上図は遅延反応課題。選択反応期において，手がかり刺激と同じキーを選べば正解となる。下図はニューロン活動を表すラスター表示と加算ヒストグラム。左から右へ，手がかり刺激提示（CUE）→保持期間→選択反応期（CHOICE），の順に示してあり，R は右のキーが点灯した試行，L は左のキーが点灯した試行をそれぞれまとめたもの。ラスター表示の各ドットはニューロンの発火を表し，1 列が 1 試行となる。その下は，発火を加算したヒストグラムである。このニューロンは，左キーの点灯を保持している期間中，活動が増大している。

場所の組合せに対応した活動を示した（図15-7）。これらのことから，サルの海馬体ニューロンを単なる場所ニューロンとして理解することは適切でな

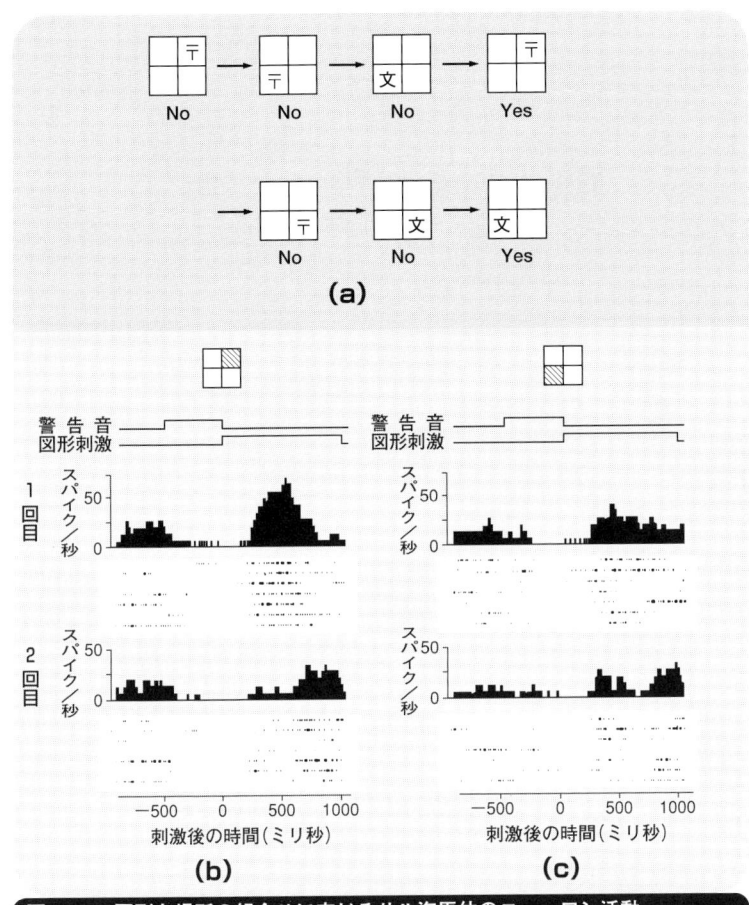

図 15-7　図形と場所の組合せに応じるサル海馬体のニューロン活動
（Rolls et al., 1989）

(a) はサルが行った課題であり，ビデオモニターの画面を4分割したうちの一つに，次々と図形が提示される。ある図形が同じ区画にふたたび現れたとき (Yes) には報酬が出るが，それ以外の試行 (No) では食塩水が与えられる。(b) と (c) はその際のニューロン活動の加算ヒストグラムとラスター表示である。

く，ラットと同様に，空間的・非空間的手がかりの両者を含むさまざまな対象の記憶や認識に広範に関わっていると考えるべきであろう。

16 海馬体での情報コーディング

海馬体のニューロンは記憶に関わる働きをしているが，記憶情報を実際にコードし処理する際，そこでは多くのニューロンが集団的かつ協調的に働いているらしい。

▶ 海馬体ニューロン集団の活動

これまで紹介した海馬体ニューロンに関する研究は，場所ニューロンの研究に代表されるように，まず個々のニューロンの特異的活動を定性的にとらえ，そのようなニューロンが存在するか否か，あるいはどのくらいの割合で存在するかにもとづき，海馬の機能を推定してきた。しかしこのような，個々のニューロンがそれぞれ特定の情報を表現あるいはコードしているという，単一ニューロン・コーディング（single-neuron coding）あるいは単一ニューロン主義（single-neuron doctrine）や認識細胞仮説（gnostic cell hypothesis）と呼ばれる考え方には，最近の実験的あるいは理論的研究から，疑問が投げかけられつつある（Sakurai, 1996b, 1998ab）。たしかに，行動中つまり何らかの情報処理を行っている動物のニューロン活動を記録する実験には，すでに30年以上の歴史があり，ニューロンはそれぞれ個性的な活動を示すこと，そしてそのような個性的なニューロンが集まることで，多くの機能が脳のいくつかの部位に局在しているらしいことがわかってきた。しかし個々のニューロンの活動はきわめて不安定であり，ある情報をあるニューロンが単独でコードすることは不可能であることもわかってきた。また，記

憶課題等を用いた実験場面では，1つのニューロンがいくつもの事象に応答することも珍しくない。さらに理論的考察から，事象の組合せは新たな事象を生み，それは無数に作れるが，有限な個々のニューロンでこのほぼ無限な事象をコードできるかという問題や（組合せ爆発の問題），情報間の連合，分離，類似度，構造化等を，個々のニューロンで十分にコードできるか，などの疑問がある。これらのことから，何らかのニューロン集団が協調的に働くことにより情報をコードするという，集団的・協調的コーディング（population ensemble coding）を考える必要がある。ただしここでの集団という言葉は，個々のニューロンが無個性で均質であり，集団となって始めて意味を持つ，ということではない。ニューロンが個性的であることは，これまでの膨大な研究から十分わかっているため，それら個性の協調が情報をコ

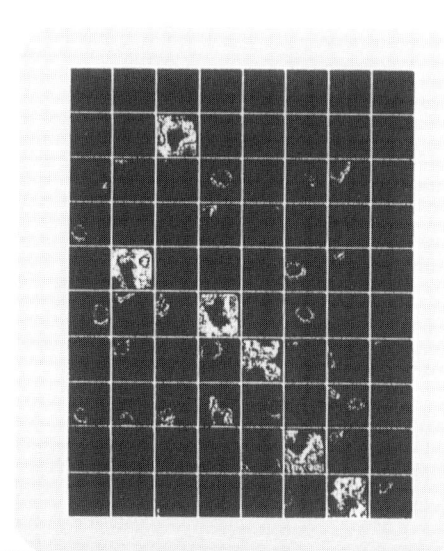

図 16-1 ラットが箱の中を移動している際に 80 個の海馬体ニューロンが示した発火頻度の変化（Wilson & McNaughton, 1993）

図を構成している 80 個のパネルそれぞれは，記録された個々のニューロンを意味し，それらの箱内での発火頻度の変化を示すことで，全体として，多数ニューロンの場所フィールドのアンサンブルを表している。色のうすい部分で発火頻度が増大している。

ードするという意味である。つまり，単一ニューロンの個性を組み合わせたさまざまな規模のニューロン集団が，記憶情報をコードする基本的単位であるらしい。

そして海馬体のニューロン集団が，まさしくこのような集団的・協調的コーディングを行っていることが次第に分かってきた。たとえば，箱の中で自

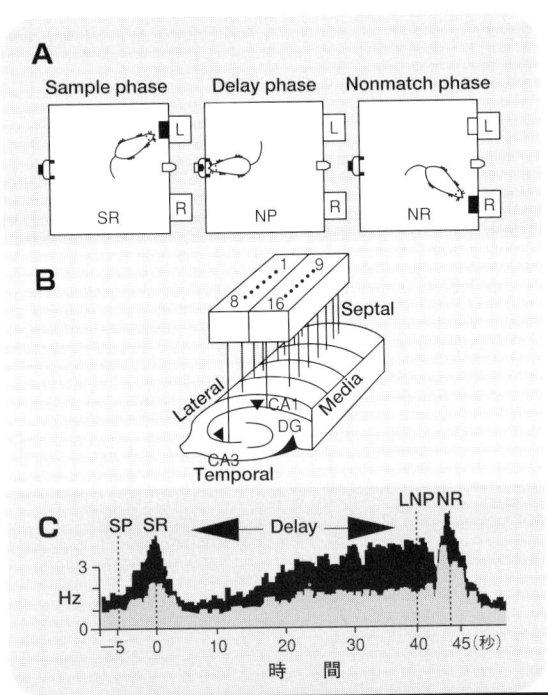

図16-2　ラット海馬体から記録した複数ニューロンの活動
（Hampson et al., 1999）

A；遅延非見本合わせ課題。Sample phase では左右どちらかのレバー（サンプル刺激）が提示されラットはそれを押す。Delay phase では箱の反対側へ行き鼻先を穴に入れて待つ。Nonmatch phase では左右両方のレバー（テスト刺激）が提示され，先と異なる位置のレバーを押せば正解となる。B；記録用の電極列。16本の電極を同時刺入する。C；同時記録した複数ニューロンの活動をすべて足し合わせたヒストグラム。SPはサンプル刺激の提示，SRはサンプル刺激への反応，NRはテスト刺激への反応を意味する。黒く塗りつぶしたヒストグラムはラットがNRで正解をしたときの活動を示す。

由に動き回るラットの海馬体のCA1から，100個前後のニューロンを同時記録した実験は，それらすべてのニューロンの場所フィールドの分布状態（アンサンブル）が，より正確にラットの位置を反映していることを示した（図16-1）。さらに，ラットが新しい場所を探索し，次第にその状況を学習していくに従い，多数の海馬ニューロン活動のアンサンブルも変化することが分かった。また，左右に提示されるレバーの位置を覚える記憶課題（非見本合わせ課題）を遂行しているラットから，CA1とCA3の多数ニューロン活動を同時記録した実験は，記録した全ニューロンの活動を組み合わせた活動が，次に行う反応の正誤に対応し変化することを示した（図16-2）。さらに同じ実験により，左と右という場所情報をコードするニューロン集団は，海馬体の中でそれぞれ明確に分かれ帯状に分布し，刺激や反応の違いをコードするニューロンは，それら帯の中に混在して分布していることもわかった。

▶ **海馬体ニューロン集団によるセル・アセンブリ**

このように，海馬体のニューロンは何らかの集団的・協調的コーディングを行っているらしい。そのようなコーディングのためには，組み合わされた多数のニューロン，つまり機能的に結合したニューロン回路が，記憶情報の変化に合わせてダイナミックに変化しなければならない。このようなダイナミックな回路として，心理学者ヘッブ（Hebb, D.O.）が約50年前に仮説と

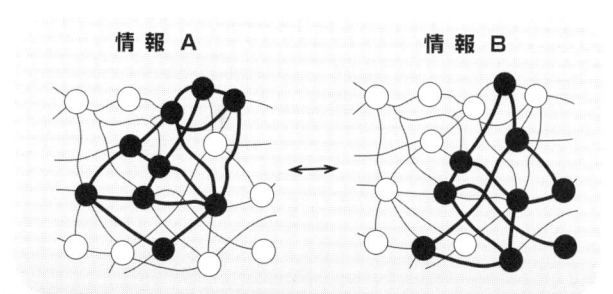

図16-3 セル・アセンブリの概念図（櫻井，1998a）
黒丸は活動しているニューロン，太線は機能的な結合を意味する。

して唱えたセル・アセンブリ（cell assembly；細胞集成体）がまず考えられる（Hebb, 1949；櫻井, 2001）。セル・アセンブリとは，協調的ニューロン集団により随時形成される機能的回路である。個々のニューロンが機能の異なる複数の回路に重複して結合し，なおかつ必要な情報処理に応じて回路内や回路間の結合を変化させ，大小の閉回路を随時形成する（図16-3）。複数の情報処理の同時進行が可能なわけで，これはまさしく脳独特の並列分散処理の実現である。また，セル・アセンブリによるコーディングは，多数情報の表現，情報の類似度や相違度の調節，連合・連想や再生・再認の実現，概念の形成，などにとって都合がよいことから，記憶の情報処理においてとくに有用であることもわかっている（櫻井, 1998a, 2000f；Sakurai, 1999）。

　セル・アセンブリの主な特徴は2つある。異なる回路間でのニューロンの重複（neurons overlapping）と，機能的シナプス結合の変化による回路自体の動的な変化（connection dynamics）である（図16-4）。そこで，ある記憶

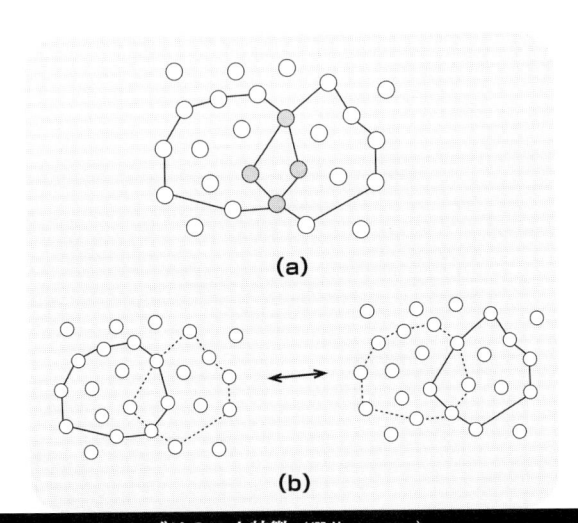

図16-4　セル・アセンブリの2大特徴（櫻井, 1998a）
(a)；セル・アセンブリは部分的に重複しており，どちらにも属するニューロンがある。(b)；セル・アセンブリを作る機能的な結合は，情報の違いに応じて変化する。

情報にはセル・アセンブリAが，別の記憶情報にはセル・アセンブリBが，それぞれ基本コードとして働いているとする。まず個々のニューロンの活動についてみてみると，重複部分に属しているニューロンは，どちらの記憶情報の処理中にも，それらの情報に関連した特異的活動を示すはずである。また重複部分以外のニューロンは，どちらかの情報の処理中にのみ，特異的な活動を示すはずである。次にニューロン間の機能的シナプス結合についてみてみると，それぞれのセル・アセンブリを構成するため機能的シナプス結合は，どちらかの記憶情報に対してのみ機能することから，処理している記憶情報の種類の違いによりシナプス結合の変化が起こるはずである。結局，複数の記憶情報を処理している際の単一ニューロンの機能重複と機能的シナプス結合の変化を示すことが出来れば，セル・アセンブリが基本コードとして働いている有力な状況証拠となる。

　それぞれ異なる刺激（記憶情報）を用いた聴覚単純弁別課題，視覚単純弁別課題，視聴覚複合弁別課題という3種の記憶課題を同一ラットに遂行させ，複数ニューロンの活動を海馬体から同時記録した実験は，そのような状況証拠を明確に示した（Sakurai, 1996a）。まず個々のニューロン活動の解析から，いずれか1つの課題つまり記憶情報処理にのみに関わるニューロン，いずれか2つの記憶情報処理に重複して関わるニューロン，3つの記憶情報処理全てに重複して関わるニューロン，の3種類が見つかり，しかもそれらはほぼ20数％ずつの等しい割合で存在した。これは個々のニューロンが，異なる記憶情報に対し部分的に重複して関わっていることを示唆している。2つ以上の記憶課題に関わるニューロン，つまり機能重複を持つニューロンは，単独では記憶課題の違いを識別できない。しかし，互いに重複したセル・アセンブリそれぞれが，各記憶課題をコードしていると考えれば，これら機能重複ニューロンの存在をうまく説明できる。そこで，各記憶課題を遂行中のニューロン間の機能的結合を相互相関解析で調べたところ，たしかに記憶課題の違いによりシナプス結合も変化することがあり，その変化はこのセル・アセンブリのモデルに合うものであった（図16-5）。

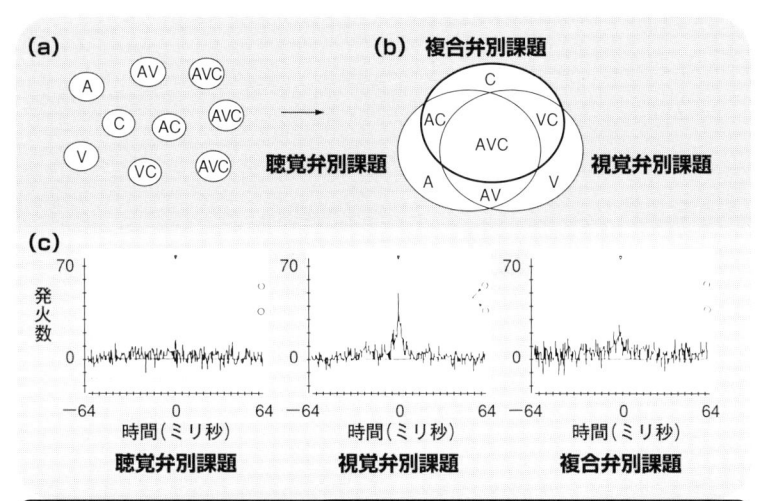

図16-5 セル・アセンブリによるコーディングを示す実験結果
（Sakurai, 1996a を改変）

(a)；各課題に関わっていたニューロンの種類と比率のまとめ。A は聴覚弁別課題，V は視覚弁別課題，C は複合弁別課題に関わっていたことを意味する。(b)；その背後に考えられるセル・アセンブリのモデル。各課題をセル・アセンブリ（丸）が表現していると考えれば，その重複部分や非重複部分に，左の結果のようなニューロンがすべて見つかるはずである。(c)；同時記録した AV ニューロン（聴覚弁別と視覚弁別に関わるニューロン）と VC ニューロン（視覚弁別と複合弁別に関わるニューロン）の間の活動相関を示す相互相関ヒストグラム。AV ニューロンの発火を中央（0）に置き，その前後における VC ニューロンの発火を加算して示す。(b)のセル・アセンブリのモデルから，AV と VC は視覚弁別課題のときのみ同じセル・アセンブリに含まれ，そのときだけ活動相関（ヒストグラムでのピーク）を示すはずであるが，そのとおりであった。

　すでに述べてきたように，海馬体はさまざまな記憶情報処理に広範に関わっており，とくに異なる情報を柔軟につなぎ合わせる機能により，記憶の形成過程により深く関与しているらしい。このことから，海馬ではより大きく柔軟なセル・アセンブリが情報処理の基本コードすなわち機能的単位として働いている可能性が高い（図16-6）。今後，より多数のニューロン活動をより安定させて同時記録する技術と解析法が開発され（櫻井，1998b, c, 1999, 2000e），さらに，最近進展が著しい遺伝子工学の技術により，神経回路の形

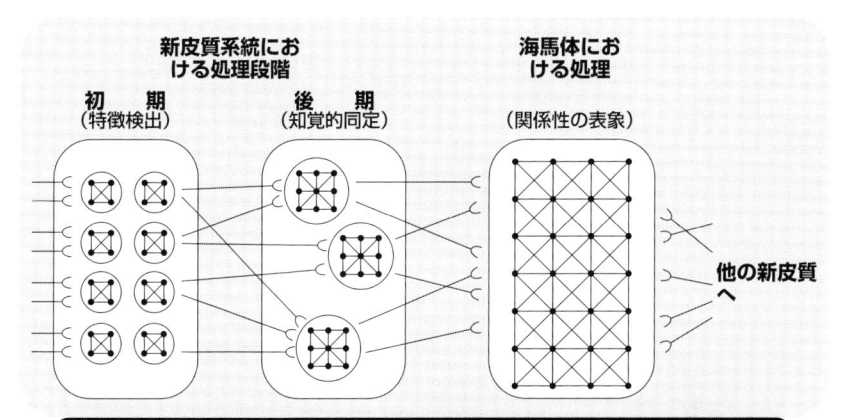

図16-6 記憶情報処理における機能的単位としてのセル・アセンブリのモデル (Eichenbaum, 1993)

左の2つが新皮質における初期（Early）と後期（Late）の処理、右が海馬体における処理を示す。海馬体においてとくに大きなセル・アセンブリが作られ、それが記憶情報処理に必要な連合や関係性の形成を可能にしているという。

態とその変化を直接視覚化することが可能となれば，それらすべての技術を組み合わせて用いることで，さまざまな記憶を担う海馬体のセル・アセンブリの実態が次第に明らかになるはずである（櫻井，2000a，b，c，d）。

17 シナプス可塑性と海馬系システム

記憶にはシナプスでの変化が関わっているが,海馬体において記憶とシナプス可塑性を結びつける証拠はどこまで見つかったのであろうか。またマクロな視点から,海馬体を含む広範な脳内システムと記憶との関係はどこまでわかったのであろうか。

▶ シナプスの長期増強と記憶

海馬体のシナプスには,高頻度刺激後に伝達効率が増強し,それが刺激終了後も長期間持続する性質があり,これを長期増強(long-term potentiation;LTP)と呼ぶ(図17-1)。この現象は海馬体シナプスの可塑性を表しており,いかにも記憶素子の特性を示すようみえる。そのため,この事実が発見されて以来,LTPと記憶は当然のごとく結びつけられてきた。最近とくに盛んなLTPの分子メカニズムの研究などは,そのまま記憶の分子メカニズムの研究と位置づけられているほどである。しかし,LTPが本当に記憶の基礎過程であることを示すためには,記憶行動との対応を示す必要がある。もしこのミクロ現象と実際の記憶行動との対応がみつかれば,シナプスの分子生物学的研究と,行動解析的研究とが結合し,海馬体内の記憶情報処理メカニズムの解明が一気に進展するはずである。

実際,水迷路内のラットの空間記憶行動が向上するにつれ,LTPがよりはっきり生じてくるという報告があった(McNaughton & Morris, 1987)。また,シナプス間の長期増強の誘発に関わるリン酸化タンパク質を作り出す遺

17 シナプス可塑性と海馬系システム　167

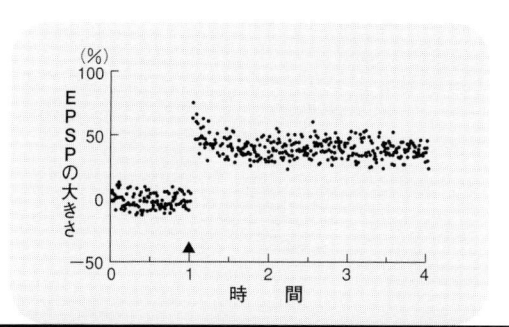

図17-1　海馬体における長期増強（Bliss & Collingridge, 1993）
ラットの海馬の貫通線維に電気刺激を与え，歯状回の顆粒細胞群からEPSP（興奮性シナプス後電位）を記録したデータ。EPSPの立上りの傾きを，横軸が示す時間に1点ずつプロットしてある。矢印の時点で高頻度刺激（250Hz，20ミリ秒）を与えると，数時間にわたってEPSPの大きさが増大する。

伝子を欠損したマウス（ノックアウト・マウス）を実験的に作り，水迷路で学習させたところ，明らかに成績が悪かった（Grant et al., 1992）。このような行動変化とLTPとの対応は，その後も引続き報告され，それにもとづく理論的なニューラルネットワーク・モデルの研究も盛んになった。しかしながら，水迷路の学習中にLTPがより生じるとした先の結果は，行動に伴うラットの脳温の変化がシナプス電位の変化を引き起こしていたにすぎず，記憶と対応していたわけではなかった（**図17-2**）。さらに，海馬体内の歯状回のシナプス電位を変化させても空間記憶が変化しないことや（Moser & Anderson, 1994），また海馬以外の部位，たとえば新皮質でもLTPが十分生じることもわかってきたことから（Kirkwood et al., 1993），従来推測されたように，海馬体のLTPが海馬体独自の記憶に関連したメカニズムをそのまま反映しているかどうか，まだ不明である。

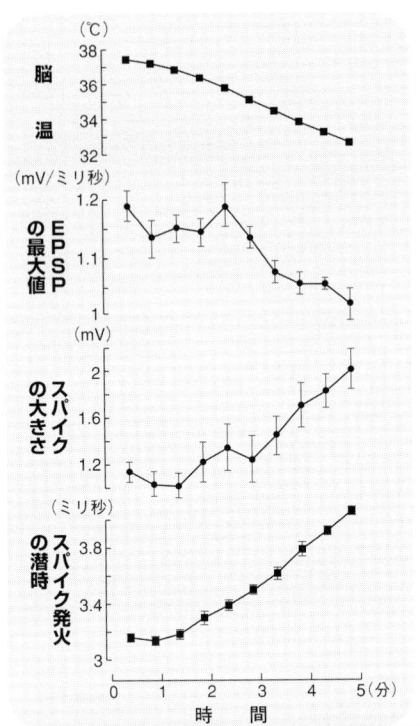

図17-2 水迷路課題を遂行中のラット海馬歯状回における脳温の変化と集合シナプス電位等との関係（Moser et al., 1993 を改変）

時間経過に伴う脳温の変化（一番上のグラフ）に対応して，EPSPの最大値（2番目のグラフ），スパイクの大きさ（3番目のグラフ），スパイク発火の潜時（一番下のグラフ）のすべてが大きく変化している。

▶ 海馬関連システムと記憶

　錐体細胞層（CA1，CA3等）を中心とした海馬体は，その内部のおける密接な相互連絡のみならず，多くの周辺部位とも相互に連絡しており，それらの入出力の詳細が次第に明らかになっている（**図17-3**）。今後はそれら入出力系も含めた広範なシステムとして海馬体の機能をとらえ，記憶との関係をさらに明らかにしていく必要がある。たとえば先の場所細胞に関しては，歯状回からの入力は，場所特異的な活動を生み出すことには関係なく

17 シナプス可塑性と海馬系システム

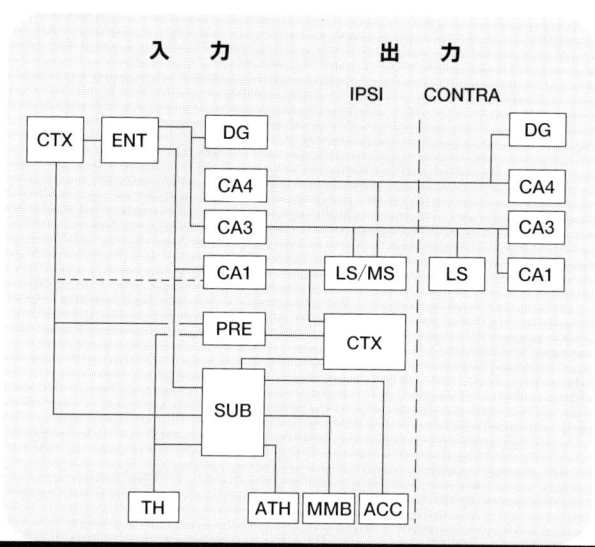

```
          入  力              出  力
                         IPSI    CONTRA
  CTX — ENT — DG                   DG
              CA4                  CA4
              CA3                  CA3
              CA1 — LS/MS — LS — CA1
              PRE
                    CTX
              SUB
              TH   ATH MMB ACC
```

図 17-3 海馬体各領域の入出力の概要（石塚，1994）
信号は図左から右方向へ伝達される。海馬体内の神経結合は図14-2を参照のこと。CTX；大脳皮質，ENT；嗅内皮質（28野），DG；歯状回，CA1～4；CA1からCA4の錐体細胞層，PRE；前海馬台外層，SUB；海馬台錐体細胞層および前海馬台内層，TH；視床，ATH；視床前核群，MMB；乳頭体内側核，ACC；中隔側座核，LS；外側中隔核，MS；内側中隔核。

(McNaughton et al., 1989)，海馬体への主要入力である嗅内皮質（entorhinal cortex）には，場所細胞と同様のニューロンがすでにあり（Quirk et al., 1992），海馬台（subiculum）にも，場所特異性がやや低いものの，やはり場所細胞があることがわかってきた（Sharp & Green, 1994）。このように，空間の情報処理を担う海馬系全体のシステムが次第に明らかになりつつある。またそのような海馬系システムと，連合野を中心とした新皮質との間のマクロなシステム（たとえば Squire & Zola-Morgan, 1991）の実態と役割についても，今後明らかにしなければならない。それは，古くから唱えられてきたもっとも有名な記憶の仮説的なモデルである「パペッツの回路」（**図17-4**）を，他の脳部位との関係の中で，現在の実験技術により検証することでもある。

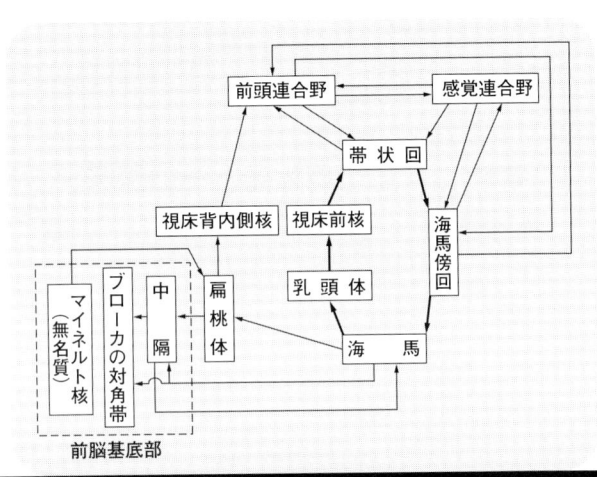

図 17-4 記憶形成に関わるとされてきた仮説的な回路（二木, 1989）

太い矢印がパペッツの回路であり，そこを情報が循環しながら周囲の脳部位と相互作用することで安定した長期記憶が次第に形成されていくと考えられている。

18 老化による記憶障害とその臨床

海馬と記憶の関係を解明することができれば，老化に伴う記憶障害を，海馬の機能不全という観点から解明することが可能となる。将来，その予防や治療が可能となるかもしれない。

▶ 海馬体の変化

　老化に伴うさまざまな障害の中で，とくに顕著なものが記憶障害である。そして記憶障害と海馬体の機能不全との間に明確な関係がある以上，当然，老化に伴う記憶障害は海馬体の障害にもとづくとの考えが出てくる。事実，老人性痴呆（とくにアルツハイマー病）に伴う海馬体の解剖学的，生化学的，生理学的変化を示す報告は多く，アルツハイマー病患者の海馬体でシナプス可塑性が低下していることなどが指摘されている（Represa et al., 1988）。そこで，老化による記憶障害と海馬体との関連を探ろうとする研究が，とくにラットを用いた実験により，これまで多数行われてきた。たとえば，アルツハイマー病にみられる記憶障害が空間的・時間的情報の一時的保持の障害であり，これがラットの海馬体破壊による記憶障害と類似していること（Kesner, 1985），あるいは，老化したラットの記憶障害のパターンは，海馬体を破壊された若いラットと同じであること（Winocur, 1986）などがわかっている。とくに空間記憶の障害に関し，ヒトの老人性痴呆とラットの海馬体破壊とが類似していることは間違いないらしく，ラットの海馬体ニューロンにみられる場所フィールドの選択性が，老化したラットでは低くなり，

特定の場所や方向に限定されず，複数の場所や方向に対し散乱して活動してしまうという報告もある（図18-1）。

　老化により生じる海馬体の機能不全を人為的に改善できれば，記憶障害も改善されるはずである。そこでそのような方法に関する研究も多数行われている。その一つとして，機能しなくなった海馬体に若い他個体の海馬体を移植する方法がある。脳の移植は拒絶反応が少なく，技術的にはとくに困難ではない。たとえば，アルツハイマー病による記憶障害には，海馬や新皮質におけるアセチルコリンの枯渇が関係していることがわかっているため，まず，中隔野内側部から海馬体へ入力しているコリン作動性の神経線維である脳弓

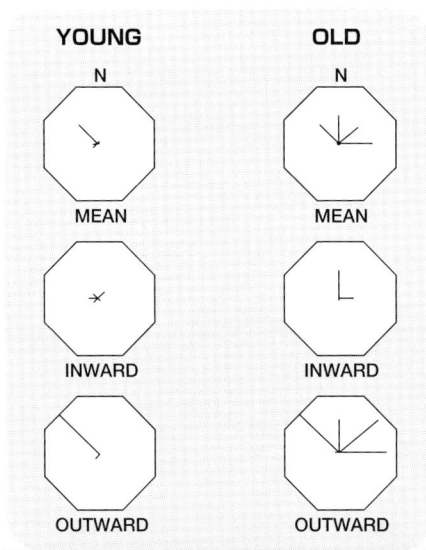

図18-1　若いラットと老齢ラットにおける海馬体場所細胞の空間特異性
（Barnes et al., 1983）
中心点からの線分の方向は8方向のどの走路でニューロンが発火したかを，線分の長さは発火頻度の相対値を，それぞれ表している。若いラット（YOUNG）では特定方向の走路でしか発火しないが，老齢ラット（OLD）では複数の走路で発火がみられる。N；北側，MEAN；平均発火頻度，INWARD；中心に向かって移動する際の発火頻度，OUTWARD；外側に向かって移動する際の発火頻度。

―海馬采（fimbria-fornix）経路を切断し，海馬体でのアセチルコリンの枯渇状態を作り出す（**図18-2A**）。このようなラットでは，T型迷路を用いた空間的交替反応課題，すなわち，右選択→左選択→右選択というように，直前の試行で選択した側を覚え次の試行では反対側を選択する，という課題の学習が著しく阻害され，直前の試行で餌をもらった側を次も選択してしまう（**図18-2B**）。そしてこのラットの海馬体に胎児ラットの中隔内側部のニューロンを移植すると（**図18-2C**），その交替反応ができるようになるという（**図18-2D**）。この場合，胎児の中隔内側部よりとった脳組織を直接移植した場合も，胎児から採取した移植片に酵素を作用させ，脳組織をバラバラにしてニューロンの浮遊液を作り注入した場合も，同じように改善されるという。そして同様の脳移植により，老化したラットの記憶能力も改善されるという。これらの実験では，移植されたニューロンが神経伝達物質であるアセチルコリンを産出し，機能不全となった海馬体のコリン作動性ニューロンを補っていると考えられる。しかしこのような移植の効果については，否定的な結果も少なくなく，今後さらに検討が必要である。現在は，ヒトにより近いサル

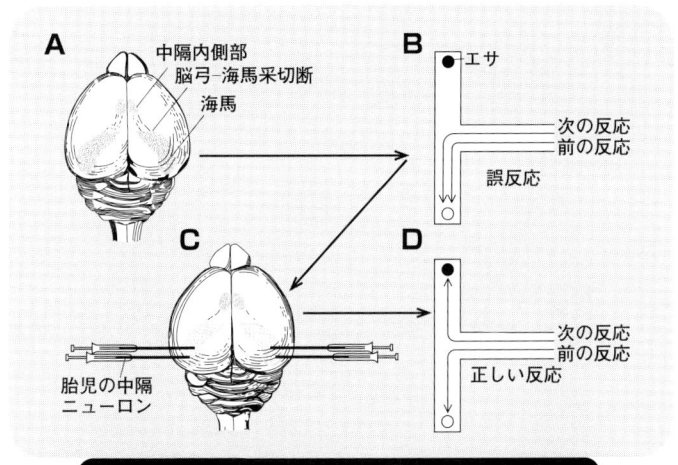

図18-2 脳の移植による記憶障害の改善（二木，1989）
詳細は本文参照のこと。

でも同様の研究が試みられつつあるが，サルは老化までに年数が必要であり（20年以上），扱いも難しく実験可能な施設も限られている。またヒトでの移植となると，どこから移植片を得るかという倫理的問題に関する十分な議論も必要である。

▶ **内分泌系と海馬体**

海馬体は副腎皮質のステロイドホルモンの調節中枢であることがわかっている（図18-3）。そして血中のステロイドホルモンであるコルチゾール（サル）やコルチコステロン（ラット）の値が上昇すると，海馬体の錐体細胞は変性を起こして死滅し，とくにCA3の領域においてそれが著しい。また一過性の虚血による海馬体ニューロンの死滅は，コルチコステロンやコルチゾ

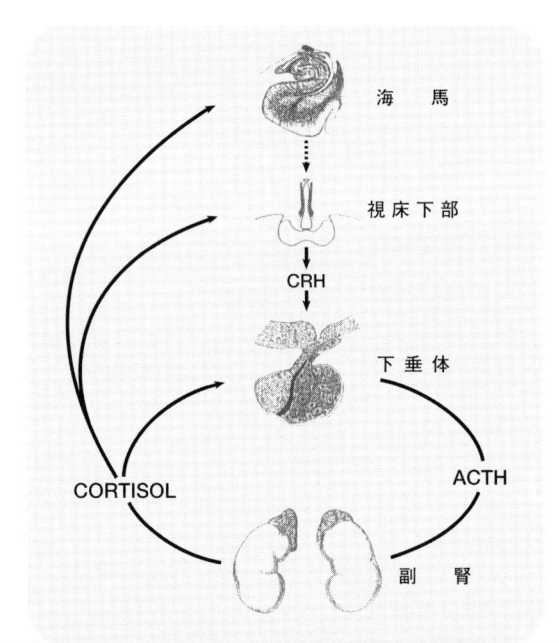

図18-3 副腎皮質ホルモンの分泌における海馬による制御機構
（河田，1999）

ールによりさらに進行し，とくにCA1領域においてその進行が早くなる。さらに副腎が障害を起こし，コルチコステロンやコルチゾールの量が低下すると，歯状回の顆粒細胞が死滅する。このように，副腎皮質ホルモンの分泌と海馬体の組織構築との間には密接な関係がある。そこで，老化により海馬体が変性する主要因の一つとして，老化に伴う長期間の副腎機能不全により生じる副腎皮質ホルモンの分泌異常が考えられる。事実，コルチコステロンやコルチゾールの過剰投与により，とくにCA3の錐体細胞が死滅し，その結果記憶障害が生じるという（河田, 1999）。

　そのような海馬体の変性へ到るメカニズムとして，老化に伴うストレス応答の変化が関係するらしい。長期間ストレス負荷がかかったラットでは，老化に伴う海馬体の変性はより一層著しいという。また老齢ラットは幼若ラットに比べ，ストレスに対する応答がうまく働かず，ストレスに対するコルチコステロンの放出を抑制できなくなり，その血中濃度が上昇してしまう。コルチコステロンはまず海馬体に作用し，次に海馬体から視床下部のCRH産生細胞へ指令が出され，最終的に下垂体からのACTH（副腎皮質刺激ホルモン）の分泌を介して副腎皮質ホルモンを制御している。老化に伴い海馬体へのこのネガティブ・フィードバックが作用しなくなると，ストレスによるコルチコステロンの分泌を押さえることができず，それが海馬体の変性を引き起こすのかもしれない。たしかに，副腎の摘出により，老化に伴う海馬体の変性の進行を押さえることができるという。またアルツハイマー病では，血中のコルチゾール量は有意に増加しているが，これは老化による海馬体ニューロンの減少に伴うグルココルチコイド・レセプターの減少よると考えられている。そこで，このようは副腎皮質ホルモンの過剰や減少を人為的に防ぐことにより，海馬体の変性を防ぎ，その結果老化による記憶障害を防ぐことができるかもしれず，現在そのような予防法と治療法の開発が試みられている。

　また海馬体には性ホルモンのレセプターも多く存在している。アンドロゲン・レセプターはCA1，CA2，CA3の錐体細胞層に豊富に存在し，エストロ

ゲン・レセプター(とくにβタイプ)も少数ではあるが存在している。歯状回の顆粒細胞層にはアンドロゲン・レセプターはないが,エストロゲン・レセプターは見つかっている。また,血中のコルチコステロンのレベルはオスに比べメスのほうが一般的に高く,視床下部からのCRH放出はオスのほうが多い。性ホルモンと老化との関係はまだ不明であるが,老化の進行に性差があることは事実であり,性ホルモンの機能不全が海馬体に作用することで,老化に伴う記憶障害をより引き起こしやすくなる可能性も指摘されている。たしかに最近,エストロゲンやアンドロゲン,あるいはプロジェステロンなどの性ホルモンの投与により,脳損傷によるさまざまな障害を回復させようという試みが増えており,その効果に関する議論も活発化している(たとえばStein, 2001)。いずれにせよ,そのような性ホルモンの人為的制御による記憶障害の回復については,今後さらに検討が続くはずである。

おわりに──脳の記憶研究小史

久保田　競

▶記憶研究の黎明

　記憶は，ギリシャ時代から人々の興味の対象であった。しかし，1860年代に，ドイツの心理学者エビングハウス（Ebbinghaus, H.）が，記憶の実験的研究に成功するまでは，哲学者の研究対象であった。哲学者は，記憶について，あれこれ考えたものを発表するだけなので，記憶に対する色々な説がうまれた。どれが正しいか，実験的には確かめられてないので，わからない。

　エビングハウスは，母音を含む簡単なシラブルを考案して，それを被験者に覚えさせて，どのように忘れていくかを定量的に記載した。彼の見つけたことは，記憶の寿命は，覚えるものによって違い，早く忘れるものもあれば，長く覚えておれるものもあるということで，有名な記憶学習の忘却曲線を発表した。さらに，シラブルは，繰り返して覚えると，長く覚えておれるということも発見した。引続き，記憶に短期記憶と長期記憶があることをはっきりさせたのは，アメリカの心理学者ジェームズ（James, W.）であった。記憶の心理学的な研究は，引続き行われ，今も盛んに行われている。

　脳に障害があると，記憶が障害されることは，ギリシャ時代から知られていたが，特定の脳の領域が障害されると，特定の記憶が障害されることを，最初に報告したのは，ジェイコブスン（Jacobsen, C. F.）で，1936年のことであった。実験はアメリカ東部のエール大学医学部の生理学教室でフルトン（Fulton, J. F.）の指導で行われた。サルの前頭連合野（前頭野または前頭前野，前頭前皮質）を左右とも外科手術をして，除去してしまうと，サル（アカゲザル Macaca mulatta, トクザル Cercocebus torquatus, キイロヒヒ

Papio papio）は感覚や運動に障害はないのに，空間や場所を一時的に記憶しておく遅延反応課題（空間的ワーキング・メモリー課題）が，たとえ，覚えている遅延の時間が1～2秒でも，できなくなってしまうのである。ジェイコブスンは，これを瞬時記憶（immediate memory）の障害が起こるためと考え，行動の仲介役としての前頭連合野の重要性を強調した。その後，脳の領域と記憶と行動の関係，つまり，記憶の大脳局在が，大脳の色々な領域で研究されるようになったのである。

　特定の脳領域に障害を加えると，記憶障害の起こることが，はっきりと示されたのは1957年のことで，カナダの脳外科医スコビル（Scovile, W.）とカナダの神経心理学者のミルナー（Milner, B.）がてんかん患者H.M.の記憶障害を報告したことに始まる。H.M.は9歳のときに自転車にぶつかり，頭部外傷を受け，その後，てんかんが起こるようになり，だんだんひどくなっていった。そこでスコビルは1953年，H.M.が27歳のときに，治療のため海馬を両側とも除去した。これでてんかん症状は改善したのだが，ひどい記憶喪失（健忘症）を起こしてしまい，21世紀になった現在でも回復しないのである。手術後，彼は新しいことを覚えることが出来なくなってしまった。しかし，海馬手術以前のことがらは，よく覚えているのである。彼が失った記憶は，その後の研究で陳述記憶であることがはっきりした。運動記憶は障害されないで残っている。H.M.の障害が記載されたことで，短期記憶と長期記憶の脳局在が違うのではないかと考えた研究者が多くあり，それを明らかにするための研究が行われたが，未だに成功していない。しかし，記憶と脳の関係が，ヒトでも動物でも，研究されるようになり，「記憶と脳」の革命的研究の幕開けとなった。H.M.の記憶の研究は，今でも行われており，もっともよく研究されている脳患者として有名である。

▶記憶研究の革命的展開

　「記憶と脳」理解の革命の始まりは，1970年代に記憶に関わっているニューロン（神経細胞）活動がサルで報告されるようになってからである。1971

年に久保田 競と二木宏明が，サルが遅延交代反応を行っているときのニューロン活動を報告したこと，ファスター（Fuster, J.M.）とアレキサンダー（Alexander, G.E.）がサルが遅延反応を行っているときのニューロン活動を報告したこと，1974年に久保田 競，岩本隆茂と鈴木寿夫がサルが遅延反応を行っているときのニューロン活動を報告したことが重要なことである。ウォーカーの46野のニューロンが，場所の記憶を保持して働いていることが示されたのである。この記憶ニューロンは，入力してくる記憶に関する活動をシナプスレベルで保持していることになる。以後，脳の色々な領域で，記憶に関係したニューロンが報告されるようになった。

　1970年代の後半になって，「記憶と脳」のメカニズムを研究する手法を手にすることができ，脳の刺激，破壊とニューロン活動の記録が行われ，本書で紹介されているような成果が生まれ，脳の記憶システムの働きかたがわかってきたのである。

　これからの「記憶と脳」の研究は，分子機構の解明が重要視されるだろう。遺伝子が記憶にどう関わるかが，1990年ごろから調べられるようになり，ショウジョウバエやアメフラシで記憶の研究が行われるようになった。また，本書ではほとんどふれられていないが，特定の遺伝子がノックアウトされたマウスの海馬での研究が進んでいる。やがて，アルツハイマー氏病の治療と予防も可能となり，記憶障害を克服できるようになるだろう。

▶今筆者の行っている記憶研究

　筆者は前頭連合野の最前部（ブロードマンの10野）がどんな行動を制御しているかを明らかにする研究を，2000年ごろから行っている。

　前頭連合野の最前部（前頭極）は，主としてブロードマンの10野であるが，ここが破壊されたフィネアス・ゲージやEVRの症例で，脱落症状のあることはわかっていた。しかし，ここの働きについては線維連絡の解剖学的な研究が皆無に近かった。筆者が研究していたのは，10野よりも後部の46野で前頭連合野背側部の真ん中当たりで，その前には，未知の領域が広がっ

ていた。しかし、ここの働きも線維連絡の解剖学的な研究が皆無であった。46野が前頭連合野の最高中枢と仮定して研究していることには忸怩たる思いがあり、10野の働きを研究したいと思いながら、前頭連合野の研究を続けていた。1999年になって、ケークリンらが、「ヒトの認知における前頭前皮質前部（anterior frontal cortex）の役割」という論文を発表する。機能的MRIを使って、前頭連合野を必要とする課題を行っているときに、前頭連合野を必要とする副課題を行う（ブランチング課題）と、前頭前皮質前部が働くということを報告したのである。

　刺激は、英語の単語の表から、大文字と小文字がでたらめの順序で出てくる。刺激の期間は0.5秒である。被験者は、答えが正しければ右手で反応ボタン（合）を押し、答えが正しくなければ、左手で反応ボタン（非合）を押す。コントロール条件では、被験者は、連続して示される2文字が単語表（大文字だけの表）に連続してあるかどうかを決めなければならない。文字刺激と文字刺激の間は6.3秒であった。遅延条件では、被験者は、小文字が出てくると、非合ボタンを押して無視しなければならない。二重課題（dual task）では、被験者は、大文字または小文字のシリーズで2文字が単語表にあれば反応するが、大文字が小文字に、小文字が大文字に変わるときにT（またはt）があれば、反応してはいけない。ブランチング条件では、大文字のシリーズでは、遅延条件のときのように、小文字のシリーズでは、二重課題のときのように反応しなければならなかった。6人の20代の被験者で実験したが、かなり難しい課題で、3人は70％の正答率にならなかったので、実験から除外された。

　ブランチング条件では、10野が左右とも働くが、コントロール、遅延と二重の条件では10野が働かないのである。遅延と二重の条件では、46野と8野が働くのである。このことから、10野は二重課題をワーキング・メモリー条件で行ったとき、つまり複雑な問題解決課題の遂行に関わっていると考えられるのである。

　そこで、筆者はサルで10野がブランチング課題に関係するかどうかの研

おわりに——脳の記憶研究小史

究を2000年夏から始めた。サルの10野に抑制伝達物質GABAの阻害剤であるビククリンをごく微量注入して、GABA抑制細胞の活動を阻害してブランチング課題を遂行すると成績がどうなるかを調べた。ブランチング課題としては、遅延反応かGo/No-go課題を主課題として行っているときにその遅延の時間に、もう一方の課題をさせたのである。遅延反応を遂行するときの46野のニューロン活動の解析は1971年から、Go/No-go課題を遂行するときの8野のニューロン活動の解析は1982年から行っていて、ニューロン活動は熟知しているので、これらの課題を組み合わせて、10野の働きを調べた。1年間くらいの研究で、ある程度わかってきた。

ヒトでの研究は、ブランチング課題をどのように学習するかを2000年4月ごろから始め、半年の研究である程度わかってきた。図1は、ブランチング課題の経過を示す。右手でマウスを押すと、コンピュータ・ディスプレイに黒丸（光の手がかり刺激）が0.2秒現れ消える。その後が10秒の遅延期間で、

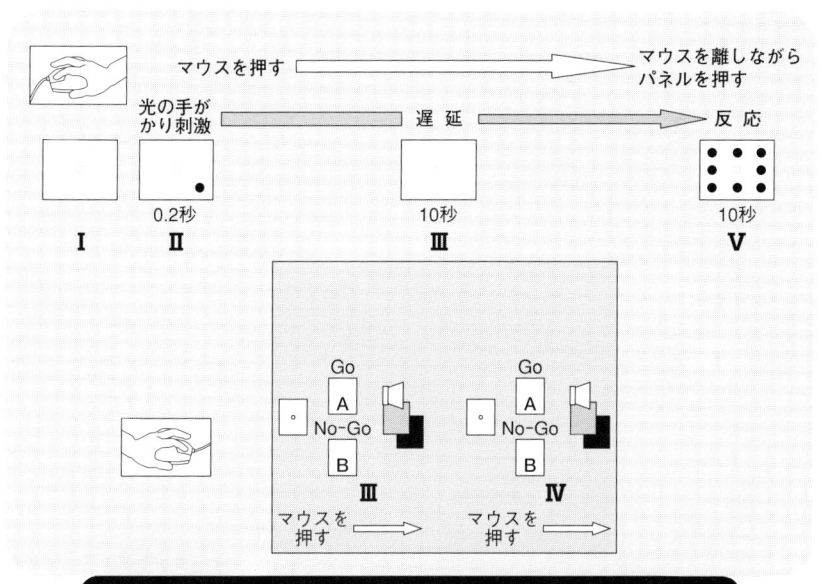

図1　ブランチング課題（Hara & Kubota, 2001 ; Harada et al., 2001）

別のマウスを左手で押すと，GoまたはNo-goを信号する図形刺激が現れる。Goの刺激（A）に対しては，左手をマウスから離し，No-goの刺激（B）に対してはマウスを押し続ける。さらにマウスを左手で押して，もう1回Go/No-go反応をする。遅延反応の遅延が終わると，反応期で黒丸が8個現れる。手がかり刺激の場所を覚えていて，その場所の黒丸を右手の指で押すと正解となる。そこでアメリカの神経科学会で，サルとヒトのデータを発表した（Society for Neuroscience 第31回年次大会，サンディエゴ，2001年11月11日と12日，Hara & Kubota, 2001とHarada et al., 2001）。ヒトの発表演題は，「習慣的にジョギングを行うと，前頭連合野のテストの成績が良くなる」であった（Harada et al., 2001）。ブランチング課題を用いて，ジョギングとワーキング・メモリーの働きとの関係を調べたのである。

図2は，そのときの学会発表の抄録で，図3はヒトで行った研究の内容を伝える新聞の記事（平成14年1月18日読売新聞）である。

この結果は軽いジョギングを，週2，3回続けるとワーキング・メモリー

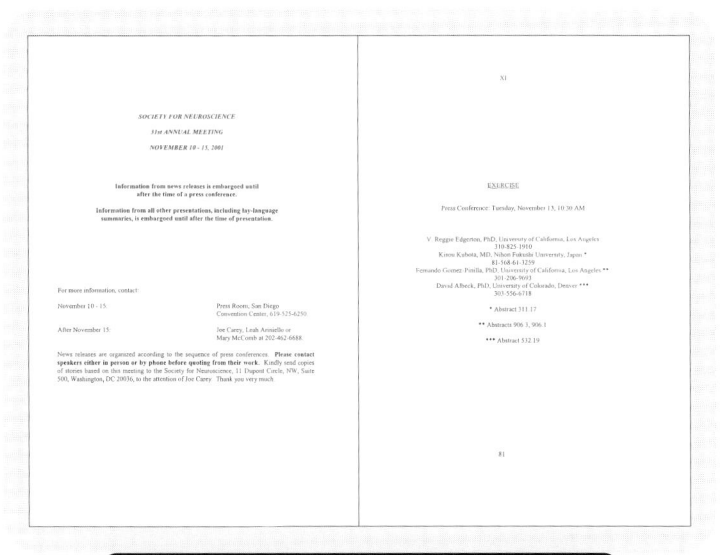

図2　Society for Neuroscience 第31回年次大会抄録

おわりに——脳の記憶研究小史

> **軽く走ると頭が良くなる**
>
> **やめると再びダウン**
>
> **日福大教授，記憶力の変化調査**
>
> 週二，三回の軽いジョギングで短期の記憶能力が向上することが，日本福祉大の久保田競教授（元京都大霊長類研究所長）らの研究で明らかになった。記憶など脳の高次機能と運動の関連は近年注目され，運動によって神経細胞の成長を促す物質が増えるという一つの症状が改善したりすることが知られているが，運動によって頭の働きが良くなることが直接確かめられたのは初めて。
>
> 男女各七人を週に二，三回の軽いジョギングをする組，しない組に分け，短期の記憶（ワーキングメモリー）を使う問題にどれだけ正しく答えられるかを調べた。ワーキングメモリーは，頭の中で極めて短時間保たれる記憶。研究では，①画面に表示される標的の場所を十秒後に思い出す②ある特定の図形が示された時にパソコンのマウスを動かす——という問題を出し，ワーキングメモリーの働きを調べた。
>
> 当初，正答率は85％程度でほぼ等しかったが，十二週間後，ジョギング組は正答率が95％まで上昇し，しなかった組は70％ほどにとどまった。ジョギングをやめると六週間後に正答率は約85％に低下した。
>
> 久保田教授は「問題の適切な設定が難しく，運動とワーキングメモリーとの関係を明確に示した研究はこれまでなかった」と話し，アルツハイマー病などの新たな診断法の開発につながるのではと期待している。

図3　ジョギングとワーキング・メモリー（読売新聞2002年1月18日）

の能力が増すというものである。前頭連合野がうまく働いて，問題解決できることが，頭が良いことなのだと，年来主張している筆者の考えからすれば，軽いジョギングが頭を良くするといえるのである。

　走ったり，歩いたりすることと脳の働きの関係は，神経科学の分野では，最近までされてこなかった話題である。Neeper, Gomez-Pinilla, Choi and Cotmanが，マウスが走ると海馬でBDNF（脳由来の神経成長因子，Brain-Derived Nerve Growth Factor）が増えることを報告している（1996年）。

　余談ではあるが，アメリカの神経科学会では，顕著な業績をあげた研究は，学会が一般に向けて紹介し，宣伝する。神経科学会のみならずアメリカの学会では，学会が行う研究紹介が，一般からの支持を得，研究費を増やし，研究を盛んにすることになると考えられていることが多い。神経科学会では毎年大会が行われるときに，10くらいの話題を選んで，記者会見をしている。2001年の大会では，運動（エキササイズ）が話題の一つに選ばれ，原田妙子（日本福祉大学，共同研究者に年長者がいて，うまく発表出来る場合は，

変わってもらって良いので，筆者が喋り，原田は同席した），ゴメス-ピニラ（Gomez-Pinilla, F.;カリフォルニア大学，ロサンジェルス）とアルベック（Albeck, D.;コロラド大学，デンバー）が，エジャートン（Edgerton,V.R.;カリフォルニア大学，ロサンジェルス）の司会で記者会見を行った（新聞記者のためにわかりやすく書かれた資料を用意したのだが，その資料と記者会見をもとにロイターが外電を流し，日本では読売新聞がその後取材をし，記事となった）。海馬と前頭連合野の働きと走ることとの関係，という専門的な内容ではあるが，アメリカではこのように研究者，学会，マスコミを通じて一般に研究を紹介するシステムが成立しているのである。

さて，学習と記憶の基礎にあるシナプスの可塑性に，ニューロトロフィンが中枢神経系で重要ではないかという提案が，1994年ごろからされるようになってきた。BDNFは4つのニューロトロフィンの一つで，Trkレセプターに働く。マウスが走ると，海馬のBDNFだけでなく，BDNFのメッセンジャーRNAが増えるのである。さらに，シナプスの情報伝達能力も増す（たとえば長期増強が起こりやすくなる）し，学習能力も増すのである。海馬の歯状回では，神経細胞の数も増える。似たことが，サルやヒトでも起こっていると思われる。

上述の神経科学会の記者会見は，アメリカの神経内科医の学会（American Academy of Neurology）も興味を示し，「Neurology Today」の2002年2月号に紹介記事を出している。将来は脳の病気の治療に使えるだろうし，それに役立つ研究の行われていることが紹介されている。

▶おわりに

「記憶と脳」の研究の歴史を概観した後，「記憶と脳」の研究が，これからどのように進んでいくか，筆者の研究を通して，理解してもらえる側面があると思うので，最新の筆者の研究を紹介した。前頭連合野性の行動抑制，ニューロトロフィンと記憶など，本書にまだ紹介されない研究があるが，興味のある方は原著論文を読んでみてほしい。

引用文献

【第Ⅰ部】

Alexander, G. E. & Crutcher, M. D. 1990 Functional architecture of basal ganglia circuits: neural substrates of parallel processing. *TiNS.* **13** : 266-271.

Aosaki, T., Tsubokawa, H., Ishida, A., Watanabe, K., Graybiel, A. M. & Kimura, M. 1994 Responses of tonically active neurons in the primate's striatum undergo systematic changes during behavioral sensorimotor conditioning. *J. Neurosci.* **14** : 3969-3984.

Asanuma, H. 1989 *The Motor Cortex.* Raven Press, New York. p.189.

Asanuma, H. & Keller, A. 1991 Neurobiological basis of motor learning and memory. *Concepts in Neuroscience.* **2**(1) : 1-30.

Asanuma, H. & Arissian, K. 1984 Experiments on functional role of peripheral input to motor cortex during voluntary movements in the monkey. *J. Neurophysiol.* **52** : 212-227.

Asanuma, H. & Fernandez, J. 1974 Characteristics of projections from the nucleus ventralis lateralis to the motor cortex, in the cats: An anatomical and physiological study. *Exp. Brain Res.* **20** : 315-330.

Asanuma, H. & Pavlides, C. 1997 Neurobiological basis of motor learning in mammals. *Neuroreport.* **8** : i-vi Review.

Azuire, G.K., Detre, J.A., Alsop, D.C. & P'Esosito, M. 1996 The parahippocampus subserved topographical learning in man. *Cerebral Cortex.* **6** : 823-829.

Baudry, M. & Davis, J.L. 1991 *Long-Term Potentiation.* A Bradford Book, The MIT Press, Cambridge, MA, USA. p.454.

Baudry, M. & Davis, J.L. 1994 *Long-Term Potentiation* Vol. 2. A Bradford Book, The MIT Press, Cambridge, MA, USA. p.409.

Beiser, D. G. & Houk, J. C. 1998 Model of cortical-basal ganglionic processing: Encoding the serial order of sensory events. *J. Neurophysiol.* **79**(6) : 3168-3188.

Ben-Ari, Y., Aniksztejn, L. & Bregestovski, P. 1992 Protain kinase C modulation of NMDA currents: an important link for LTP induction. *TiNS.* **15**(9) : 333-339.

Berthoz, B. 1997 Parietal and hippocampal contribution to topokinetic and toppographic memory. *Phil. Trans. R. Soc. Lond. B.* **352** : 1437-1448.

Calabresi, P., Maj, R., Pisani, A., Mercuri, N. B. & Bernardi, G. 1996 Long-term synaptic depression in the striatum: Physiological and pharmacological characterization. *The Jounal of Neuroscience.* **12**(11) : 4224-4233.

Calabresi, P., Pisani, A., Mercuri, N. B. & Bernardi, G. 1996 The corticostriatal projection: from synaptic plasticity to dysfunctions of the basal ganglia. *TiNS.* **19**(1) : 19-24.

Chen, C. & Tonegawa, S. 1997 Molecular genetic analysis of synaptic plasticity, activity-dependent neural development, learning, and memory in the meammalian brain. *Annu. Rev. Neurosci.* **20** : 157-184.

Chesselet, M-F. & Delfs, J. M. 1996 Basal ganglia and movement disorders: An update. *TiNS.* **19**(10) : 417-422.

DeSchutter, E. 1997 A new functional role for cerebellar long-term depression. *Prog. Brain Res.* **114** : Elsevier Science, Heiderberg. 129-542.

Ebner, T. J. 1998 A role for the cerebellum in the control of limb movement velocity. *Current Opinion in Neurobiol.* **8** : 726 – 769.

Favorov, O., Sakamoto, T. & Asanuma, H. 1988 Functional role of corticoperipheral loop circuit during voluntary movements in the monkey : A preferential bias theory. *J. Neurosci.* **8** : 3266 – 3277.

Ferr, S., Fredholm, B. B., Morreille, M., Popoli, P. & Fuxe, K. 1997 Adenosine-dopamine receptor-receptor interactions as as integrative mechanism in the basal ganglia. *TiNS.* **20** : 482 – 487.

Fetz, E.E. & Baker, M. A. 1972 Operantly conditioned patterns of precentral unit activity and correlated responses in adjacent cells and contralateral muscles. *J. Neurophysiol.* **36** : 179 – 204.

Fuster, J.M. 1997 Network Memory. *TiNS.* **20** : 451 – 459.

Gerfen, C. R. 1992 The neostriatal mosaic : multiple levels of compartmental organization in the basal ganglia. *Annu. Rev. Neurosci.* **15** : 285 – 320.

Ghaem, O., Mellet, E., Crivello, F., Tzourio, N., Mazoyer, B., Berthoz, A. & Denis, M. 1997 Mental navigation along memorized routes activates the hippocampus, precuneus, and insula. *Neuro Report.* **8** : 739 – 744.

Goldman-Rakic, P. S. & Selemon, L. D. (eds). 1990 Basal Ganglia. *TiNS.* (Special Issue) **13**(7) : July.

Graybiel, A. M. 1998a The basal ganglia and chunking of action repertories. *Neurobiology of Learning and Memory.* **70** : 119 – 136.

Graybiel, A. M. & Kimura, M. 1998b Adaptive neural networks in the basal ganglia. In : Houk et al. (eds). *Models of Information Processing in the Basal Ganglia* 1998 MIT Press, Cambridge, Massachusetts, USA. Pp.103 – 116.

Haber, S. N. 1996 Neurotransmitters in the human and nonhuman primate basal ganglia. *Human Neurobiol.* **5** : 159 – 168.

Harlow, H. F., Akert, K. & Schiltz, K. A. 1964 The effects of bilateral prefrontal lesions on learned behavior of neonatal, infant, and preadlescent monkeys. In : Warren, J. M. & Akert, K. (eds). *The Frontal Granular Cortex and Behavior.* McGraw-Hill, New York. Pp. 126 – 148.

Hartell, N.M. 1996 Strong activation of parallel fibers produces localized calcium transients and a form of LTD that spreads to distant synapses. *Neuron.* **90** : 529–539.

Hess, G. & Donoghou, J. P. 1994 Long-term potentiation of horizontal connections provides a mechanism to reorganize cortical motor maps. *J. Neurophysiol.* **71** : 2543 – 2547.

Hess, G., Aizenman, C. D. & Donoghou, J. P. 1996 Conditions for the induction of long-term potentiation in layer II/III horizontal connections of the rat motor cortex. *J. Neurophysiol.* **75** : 1765 – 1778.

彦坂興秀 1985 大脳基底核の機能 I 科学 **55**(11) : 680 – 689.

彦坂興秀 1985 大脳基底核の機能 II 科学 **55**(12) : 756 – 765.

Hikosaka, O., Miyashita, K., Miyachi, S., Sakai, K. & Lu, K. 1998 Differential roles of the frontal cortex, basal ganglia, and cerebellum in visuomotor sequence learning. *Neurobiol. Learning and Memory.* **70** : 137 – 149.

Hikosaka, O., Sakai, K., Miyachi, S., Takino, R., Sasaki, Y. & Putz, B. 1996 Activation of

human presuplementary motor in learning of sequential procedures：A functional MRI study. *J. Neurophysiol.* **76**：617‒621.
Hikosaka, O., Tanaka, M., Sakamoto, M. & Iwamura, Y.　1985　Deficits in manipulative behaviors induced by local injection of muscimol in the first somatosensory cortex of the conscious monkey. *Brain Res.* **325**：375‒380.
ヒルガード, E. R., バウア, G. H.　1972　梅本堯夫（監訳）　学習の定義　Pp. 2‒5. 学習の理論（上）　培風館　東京　p. 321.
平野丈夫　1994　培養細胞を用いた小脳可塑性の解析　実験医学　12巻19号　Pp.75‒80.
Houk, J. C., Adams, J. L. & Barto, A. G.　1998b　A model of how the basal ganglia generates and use neural signals that predict reinforcement. In: Houk, J.C. et al. (eds). *Models of Information Processing in the Basal Ganglia.* MIT Press, Cambridge, Massachusetts, USA. Pp.249‒270.
Houk, J.C., Buckingham, J.T. & Barto, A.G.　1996　Models of the cerebellum and motor learning. *Behav. Brain Sci.* **19**：368‒383.
Houk, J. C., Davis, J. L. & Beiser, D. G.　1998a　*Models of Information Processing in the Basal Ganglia.* (2nd Edition). MIT Press, Cambridge, Massachusetts, USA. Pp.382.
Iriki, A., Keller, A., Pavlides, C. & Asanuma, H.　1990　Long-lasting facilitation of pyramidal tract input to spinal interneurons. *Neuro Report.* **1**：157‒160.
Iriki, A., Pavlides, C., Keller, A. & Asanuma, H.　1989　Long-term potentiation in the motor cortex. *Science.* **245**：1385‒1387.
Iriki, A., Pavdides, C., Keller, A. & Asanuma, H.　1991　Long-term potentiation of thalamic input to the motor cortex induced by coactivation of thalamocortical and corticocorticae afferents. *J. Neurophysiol.* **65**：1435‒1441.
Ito, M., Sakurai, M. & Tonogroach, P.　1982　Climbing fiber induced depression of both mossy fiber responsiveness and glutamate sensitivity of cerebellar Purkinge cells. *J. Physiol.* (London) **324**：113‒134.
Ito, M.　1984　*The Cerebellum and Neuronal Control.* Raven Press, New York. p.580.
伊藤正男　1986a　学士院賞・恩賜賞受賞時の資料より
伊藤正男　1986b　記憶研究の最近の動向　伊藤正男・酒田英夫（編）脳科学の新しい展開――機能地図と記憶のメカニズム　岩波書店　Pp.170‒177.
Ito, M.　1989　Long-term depression. *Annu. Rev. Neurosci.* **12**：85‒102.
伊藤正男　1991　長期抑圧――そのメカニズムと役割　松本　元　大津展之（共編）神経細胞が行なう情報処理とそのメカニズム　培風館　Pp.139‒158.
Ito, M.　2001　Cerebellar long term depression：characterization, signal transduction, and functional roles. *Physiol. Rev.* **81**(3)：1143‒1195.
岩本隆茂・高橋雅治　1988　オペラント心理学　頸草書房　p.279.
Jenkins, I. H., Brooks, D. J., Nixon, P. D., Frackowiak, R. S. I. & Passingham, R. E.　1994　Motor sequence learning：A positron emission tomography. *Exp. Brain Res.* **98**：523‒534.
Kaas, J. H.　1991　Plasticity of sensory and motor maps in adult mammals. *Annu. Rev. Neurosci.* **14**：137‒167.
Kaneko, T., Caria, M.A. & Asanuma, H.　1994　Information processing withim the motor cortex. II. Intracortical connections between neurons receiving somatosensory cortical input and motor output neurons of the cortex. *J. Comp. Neurol.* **345**：172‒184.

Karni, A. 1996 The acquisition of perceptual and motor skills: a memory system in the adult human cortex. *Cognitive Brain Research.* **5**：38-48.
勝部篤美　1986　イメージトレーニング　日経サイエンス　**16**(11)：76-86.
Kawaguchi, Y., Wilson, C. J., Augood, S. J. & Emson, P. C. 1995 Striatal interneurones: chemical, physiological and morphological characterization. *TiNS.* **18**(12)：527-535.
Kawaguchi, Y. 1997 Update article neostriatal cell subtypes and their functional roles. *Neuroscience Research.* **27**：1-8.
Kawashima, R., Rokland, P. E. & O'Sullivan, B. T. 1994 Fields in human motor areas involved in preparation for reaching, actual reaching, and visuomotor learning：A positron emission tomography. *J. Neurophysiol.* **14**：342-3474.
Kawato, M. & Gomi, H. 1992 The cerebellum and VOR/OKR learning models. *TiNS.* **15**(11)：445-453.
川人光男・五味裕章　1994　脳のなかの運動モデル　科学　**64**：720-729.
川人光男　1996　脳の計算理論　産業図書　p.457.
Keating, J. G. & Thach, W. E. 1995 Nonclock behavior of inferior olive neurons: Interspike interval of Purkinje cell complex spike discharge in the awake behaving monkey is random. *J. Neurophysiol.* **73**：1329-1340.
Keller, A., Iriki, A. & Asanuma, H. 1990 Identification of neurons producing long-term potentiation in the cat motor cortex: Intracellular recordings and labeling. *J. Comp. Neurol.* **300**：47-60.
Kim, J. J. & Thompson, R. F. 1997 Cerebellar circuits and synaptic mechanisms involves in classical eyeblink conditioning. *TiNS.* **20**：177-181.
Kornhuber, H. H. 1974 Cerebral cortex, cerebellum and basal ganglia: an introduction to their motor function. In: Schmitt, F.U. & Worden, F. G. (eds). *The Neurosciences: Third study program.* MIT Press, Cambridge, MA, Pp.267-280.
Kuba, K., Higashida, H., Brown, D. A. & Yoshioka, T. (eds). 1999 *Slow Synaptic Responses and Modulation.* Springer, Tokyo, Berlin, Heiderberg, Pp.455.
Kuba, K. & Kumamoto, E. 1990 Long-term potentiation in vertebrate synapses: A variety of cascade with common subprocesses. *Prog. Neurobiol.* **34**(3)：197-269.
久保田競（編）　1988　脳　可塑性と記憶と物質　朝倉書店　東京　p.210.
Kubota, K. & Komatsu, H. 1985 Neuron activities if monkey prefrontal cortex during the learning of visual discrimination tasks with GO/NO-GO performances. *Neurosci. Res.* **3**(2)：106-129.
Kuno, M. 1995 *The Synapse : Function, Plasticity, and Neurotrophism.* Oxford University Press, New York, p.249
Lisberger, S. G. 1998 Physiological basis for motor learning in the vestibulo-ocular reflex. *Otolaryngol. Head and Neck Surgery.* **119**：43-48.
Maguire, E. A., Frackwiak, R. S. J. & Frith, C. D. 1997 Recalling routes around London: Activation of the right hippocampus in taxi drivers. *J. Neuroscience.* **17**：7103-7110.
真野範一　1990　歯状核の機能と形態　神経研究の進歩　34巻：9-22.
Marrone, D. F. & Petit, T. L. 2002 The role of synaptic morphology in neural plasticity: Structural interactions underlying synaptic power. *Brain Res. Review.* **38**：291-308.
松波謙一　1999　脳・神経機構の可塑性――運動野ニューロンの可塑性　森谷敏夫（編著）　運動と生体諸機能――適応と可塑性　ナップ社　東京　Pp.209-222.

松波謙一・内藤栄一　2000　最新運動と脳　サイエンス社
Matsuzaki, M., Ellis-Davies, G. C., Nemoto, T., Miyashita, Y., Iino, M. & Kasai, H.　2001 Dendritic spine geometry is critical in AMPA receptor expression in hippocampal CA1 pyramidal neurons. *Nat. Neurosci.* **4**(11)：1051-1052.
御子柴克彦・遠藤　実・宮本英七（編）カルシウムイオンとシグナル伝達　蛋白核酸酵素（1998年9月増刊号）43巻12号
本吉良治　1969　第1章序論　八木　冕（監修）　本吉良治（編）　講座心理学　学習　Pp. 1-6. 東京大学出版会　東京　p. 305.
Mott, F.W. & Sherrington, C. S.　1895　Experiments upon the influence of sensory nerves upon movement and nutrition of the limb. *Proc. R. Soc. London B.* **57**：481-488.
Nakamura, K., Sakai, K. & Hikosaka, O.　1998　Neuronal activity in medial frontal cortex during learning of sequential procedures. *J. Neurophysiol.* **80**：2688-2698.
Nudo, R. J., Jenkins, W.M., Merzenich, M.M., Prejean, T. & Grenda, R.　1992　Neurophysiological correlates of hand preference in primary motor cortex of adult squirrel monkeys. *J. Neurosci.* **12**：2918-2947.
Nudo, R. J., Milliken, G. W., Jenkins, W. M. & Merenich, M. M.　1996　Use-dependent alterations of movement representations in primary motor cortex of adult squirrel monkeys. *J. Neurosci.* **16**：785-807.
Nudo, R. J., Plautz, E. J. & Milliken, G. W.　1977　Adaptive plasticity in primate motor cortex as a consequence of behavioral experience and neuronal injury. *Seminars in Neurosci.* **9**：13-23.
Oda, Y., Ito, M., Kishida, H. & Tsukahara, N.　1988-89　Formation of new cortico-rubral synapses as a possible mechanism for classical conditioning mediated by the red nucleus. *J. Physiol.* (Paris) **83**：207-216.
Olds, J.　1977　*Drives and Reinforcements: Behavioral Studies of Hypothalamic Functions.* Raven Press, New York,：Pp.140.
Olds, J.　1977　強化学習の神経機序──生理心理学の最前線　酒井　誠（編）　脳と行動　講談社　Pp.55-89.
Picard, N. & Strick, P. L.　1996　Motor areas of the medial wall: Areview of their location and functional activation. *Cerebral Cortex.* **6**：342-353.
Porter, R. & Lemon, R.　1993　*Corticospinal Function and Voluntary Movement.* Oxford Univ. Press p.428.
Raymond, J. L., Lisberger, S. G. & Mauk, M. D.　1996　The cerebellum：A neuronal learning machine? *Science.* **272**：1126-1131.
Reynolds, G. S.　1975　A Primer of Operant Conditioning. Foresman & Company, Glenviav, Illinois, USA. 浅野俊夫（訳）　1978　オペラント心理学入門──行動分析への道　サイエンス社　p.161.
Romo, R. & Schultz, W.　1992a　Role of primate basal ganglia and frontal cortex in the internal generation of movements. II. Movement-related activity in the anterior striatum. *Exp. Brain Res.* **91**：338-395.
Romo, R. & Schultz, W.　1992b　Role of primate basal ganglia and frontal cortex in the internal generation of movements. III. Neuronal activity in the supplementary motor are. *Exp. Brain Res.* **91**：396-407.
Sakamoto, T., Arrisian, K. & Asanuma, H.　1989　Functional role of sensory cortex in

learning motor skills in cats. *Brain Res.* **503** : 258 – 264.
Sasaki, K. & Gemba, H. 1982 Development and change of cortical field potentials during learning processes of visually initiated hand movements in the monkey. *Exp. Brain Res.* **48** : 429 – 437.
Schultz, W., Romo, R., Ljungberg, T., Mirenowicz, J., Hollerman, J. R. & Dickinson, A . 1998 Reward-related signals carried by dopamine neurons. In: Houk, J. C., Davis, J. L. & Beisu, D. G. (eds). *Models of Information Processing in the Basal Ganglia.* MIT Press, Cambridge, MT, USA. p.382.
Schultz, W., Apicella, P. & Ljungberg, T. 1993 Responses of monkey dopamine neurons to reward and conditioned stimuli during successive steps of learning a delayed response task. *The Journal of Neuroscience.* **13**(3) : 900 – 913.
Shima, K., Mushiake, H., Sato, N. & Tanji, J. 1999 Role for cells in the presupplementary motor area in updating motor plans. *Proc, Natl. Acad. Sci.* USA. **93** : 8694 – 8698.
Simpson, J. I., Wylie, D. R. & DeZee, C. I. 1996 On climbing fiber signals and their consequence. *Behav. Brain Sci.* **19** : 384 – 398.
Squire, L. R. 1987 *Memory and Brain.* Oxford Univ. Press. New York. Pp. 151 – 170, 315.
Squire, L. R. & Shimamura, A . P. 酒田英夫（訳） 1985 記憶の神経生理学 科学 **55** : 440 – 448.
竹縄忠臣（編） 1999 シグナル伝達総集編 実験医学（増刊号） 17巻14号
Thompson, R. F. 1986 The neurobiology of learning and memory. *Science*, **233** : 941 – 947.
Thompson, R. F., Yhomson, J. K., Kim, J. J., Krupa, D. J. & Shinkman, P. G. 1998 The nature of reinforcement in cerebellar learning. *Neurobiol. Learning and Memory.* **70** : 150 – 176.
Tsukahara, N. & Oda, Y. 1981 Apperance of new synaptic potentials at cortico-rubral synapes after the establishment of classical counditioning. *Proc. Jap. Acad.* **57** : Ser B, 398 – 401.
塚原仲晃 1983 記憶とシナプス 科学 **53** : 762 – 770.
塚原仲晃 1985 学習の物質過程とシナプス形成 科学 **55** : 404 – 414.
津本忠治・田中 繁 1997 神経回路の自己組織化を視覚系に見る 科学 **67**(8) 624 – 632.
Tulving, E. 太田信夫（訳） 1991 人間の複数記憶システム 科学 **61** : 263 – 270.
梅本堯夫 1969 第1章 序論 八木 冕（監修） 梅本堯夫（編） 講座心理学7 記憶 Pp. 1 – 18. 東京大学出版会 東京 p. 321.
Voogd, J. & Glickstein, M. 1998 The anatomy of the cerebellum. *TiNS.* **21** : 370 – 375.
Wall, P. D. 1970 The sensory and motor role of inpulses travelling in the dorsal columns cerebral cortex. *Brain.* **93** : 505 – 524.
Wallace, C. S., Hawrylak, N. & Greenough, W.T. 1991 Studies of synaptic structural modifications after long-term potentiation and kindling : Context for a molecular morphology. In : Baudry, M. & Davis, J. L. (eds). *Long-term Potentiation.* A Bradfordbook, MIT Press. Cambridge, MA, USA. Pp.189 – 232.
Wilson, C. J. 1998 The contribution of cortical neurons to the firing pattern of striate spiny neurons. In: Houk, J.C. et al., (eds). *Information Processing in the Basal Ganglia.* MIT Press, Cambridge, Massachusetts, USA. Pp.29 – 50.

Wolpaw, J. R. 1993 Acquisition and maintenance of the simplest motor skill : Investigation of CNS mechanisms. *Medicine and science in Sports and Exercise.* Am. College of Sports Medicine. Pp. 1475 – 1479.
Wolpaw, J. R. 1985 Adaptive plasticity in the spinal reflex : An accessible substrate of memory ? *Cellular and Molecular Neurobiol.* **5** : 147 – 165.
Wolpert, D. M., Mial, R. C. & Kawato, M. 1998 Internal model in the cerebellum. *Trend Cogn. Sci.* **2** : 338 – 347.
Woody, C. D., Vassukevsjt, N. N. & Engel, J. Jr. 1970 Conditioned eye blink; unit activity at coronal-precruciate cortex of the cat. *J. Neurophysiol.* **33** : 851 – 864.
Woody, C. D. & Engel, J. Jr. 1972 Changes in unit activity and thresholds to electrical microstimulation at coronal-pericruciate cortex of cat with classical conditioning of different facial movements. *J. Neurophysiol.* **35** : 230 – 241.
Woody, C. D. 1982 *Memory, Learning, and Higher Function: A Cellular View.* Springer-Verlag, Heiderberg. p.483.
Yoshioka, T. & Kuba, K. 1999 Synaptic plasticity and modulation. In: Kuba, K., Higashida, H., Brown, D.A. & Yoshioka, T. (eds). *Slow Synaptic Responses and Modulation.* Springer Verlag, Tokyo, Berlin, Heiderberg, Pp.274 – 296.

【第Ⅱ部】
Aertsen, A. M. H. J., Gerstein, G. L., Habib, M. K. & Palm, G. 1989 Dynamics of neuronal firing correlation : Modulation of 'effective connectivity'. *Journal of Neurophysiology.* **61** : 900 – 917.
Alexander, G. E., DeLong, M. R. & Strick, P. L. 1986 Parallel organization of functionally segregated circuits linking basal ganglia and cortex. Annu. Rev. Neurosci. **9** : 357 – 381.
Anderson, J. R. 1983 *The Architecture of Cognition.* Harvard University Press.
Arikuni, T., Sako, H. & Murata, A. 1994 Ipsilateral connections of the anterior cingulate cortex with the frontal and medial temporal cortices in the macaque monkey. *Neuroscience Research.* **21** : 19 – 39.
Arnsten, A. F. T. 1998 Catecholamine modulation of prefrontal cortical cognitive function. *Trends in Cognitive Science.* **2** : 436 – 447.
Baddeley, A. 1986 *Working Memory.* Oxford University Press.
Bates, J. F. & Goldman-Rakic, P. S. 1993 Prefrontal connections of medial motor areas in the rhesus monkey. *Journal of Comparative Neurology.* **336** : 211 – 228.
Brozoski, T. J., Brown, R. M., Rosvold, H. E. & Goldman, P.S. 1979 Cognitive deficit caused by regional depletion of dopamine in prefrontal cortex of rhesus monkey. *Science.* **205** : 929 – 931.
Cabeza, R. & Nyberg, L. 1997 Imaging cognition : An empirical review of PET studies with normal subjects. *Journal of Cognitive Neuroscience.* **9** : 1 – 26.
Cohen, J. D., Dunbar, K. & McClelland, J. L. 1990 On the control of automatic processes : a parallel distributed processing account of the Stroop effect. *Psychological Review.* **97** : 332 – 361.
Cohen, J. D., Perlstein, W. M., Braver, T. S., Nystorm, L. E., Noll, D. C., Jonides, J. & Smith, E. E. 1997 Temporal dynamics of brain activation during a working memory task. *Nature.* **386** : 604 – 607.

引用文献

Courtney, S. M., Ungerleider, L. G., Keil, K. & Haxby, J. V. 1996 Object and spatial visual working memory activate separate neural systems in human cortex. *Cerebral Cortex.* **6**： 39 – 49.
Courtney, S. M., Ungerleider, L. G., Keil, K. & Haxby, J. V. 1997 Transient and sustained activity in a distributed neural system for human working memory. *Nature.* **386**： 608 – 611.
アントニオ・ダマシオ著（田中三彦訳） 2000 生存する脳――心と脳と身体の神秘 講談社
Damasio, H., Grabowski, T., Frank, R., Galaburda, A. M. & Damasio, A. R. 1994 The return of Phineas Gage：Clues about the brain from the skull of a famous patient. *Science.* **264**：1102 – 1105.
D'Esposito, M., Detre, J. A., Alsop, D. C., Shin, R. K., Atlas, S. & Grossman, M. 1995 The neural basis of the central executive system of working memory. *Nature.* **378**：279 – 281.
船橋新太郎 1998 作業記憶の神経機構と前頭連合野 心理学評論 **41**：96 – 117.
Funahashi, S. 2001 Neuronal mechanisms of executive control by the prefrontal cortex. *Neuroscience Research.* **39**：147 – 165.
船橋新太郎 2001 前頭連合野とワーキングメモリ 神経研究の進歩 **45**：223 – 234.
Funahashi, S., Bruce, C. J. & Goldman-Rakic, P. S. 1989 Mnemonic coding of visual space in the monkey's dorsolateral prefrontal cortex. *Journal of Neurophysiology.* **61**：331 – 349.
Funahashi, S., Bruce, C. J. & Goldman-Rakic, P. S. 1990 Visuospatial coding in primate prefrontal neurons revealed by oculomotor paradigms. *Journal of Neurophysiology.* **63**：814 – 831.
Funahashi, S., Bruce, C. J. & Goldman-Rakic, P. S. 1991 Neuronal activity related to saccadic eye movements in the monkey's dorsolateral prefrontal cortex. *Journal of Neurophysiology.* **65**：1464 – 1483.
Funahashi, S., Chafee, M. V. & Goldman-Rakic, P. S. 1993 Prefrontal neuronal activity in rhesus monkeys performing a delayed anti-saccade task. *Nature.* **365**：753 – 756.
Funahashi, S. & Inoue, M. 2000 Neuronal interactions related to working memory processes in the primate prefrontal cortex revealed by cross-correlation analysis. *Cerebral Cortex.* **10**：535 – 551.
Funahashi, S., Inoue, M. & Kubota, K. 1997 Delay-period activity in the primate prefrontal cortex encoding multiple spatial positions and their order of presentation. *Behavioural Brain Research.* **84**：203 – 223.
Funahashi, S. & Kubota, K. 1994 Working memory and prefrontal cortex. *Neuroscience Research.* **21**：1 – 11.
Fuster, J. M. 1995 *Memory in the Cerebral Cortex: An Empirical Approach to Neural Networks in the Human and Nonhuman Primate.* The MIT Press.
Fuster, J. M. 1997 *The Prefrontal Cortex: Anatomy, Physiology, and Neuropsychology of the Frontal Lobe.* (3rd Edition) Lippincott-Raven.
Fuster J.M., Bauer R. H. & Jervey J. P. 1982 Cellular discharge in the dorsolateral prefrontal cortex of the monkey in cognitive tasks. *Experimental Neurology.* **77**：679 – 694.

Giguere, M. & Goldman-Rakic, P. S. 1988 Mediodorsal nucleus : Areal, laminar, and tangential distribution of afferents and efferents in the frontal lobe of rhesus monkeys. *Journal of Comparative Neurology.* **277** : 195 – 213.
Goldman-Rakic, P. S. 1987 Circuitry of primate prefrontal cortex and regulation of behavior by representational memory. *Handbook of Physiology,* Vol.V. : *Higher Functions of the Brain.* American Physiological Society. Pp. 373 – 417.
Goldman-Rakic, P. S. 1992 Working memory and the mind. ワーキングメモリー 日経サイエンス 1992年11月号
Goldman-Rakic, P. S., Funahashi, S. & Bruce, C. J. 1990 Neocortical memory circuits. *Cold Spring Harbor Symposium on Quantitative Biology.* **55** : 1025 – 1038.
Grafman, J., Holyoak, K. J. & Boller, F. (eds). 1995 *Structure and Functions of the Human Prefrontal Cortex.* Annals of the New York Academy of Science. Vol. 769.
Heilman, K. M. & Valenstein, E. (eds). 1995 （杉下守弘監訳） 臨床神経心理学 朝倉書店
Jacobsen, C. F. 1936 Studies of cerebral function in primates. I. The functions of the frontal association areas in monkeys. *Comparative Psychological Monograph.* **13** : 1 – 60.
Jones, E. G. & Powell, T. P. S. 1970 An anatomical study of converging sensory pathways within the cerebral cortex of the monkey. *Brain.* **93** : 793 – 820.
Jonides, J., Smith, E. E., Koeppe, R. A., Awh, E., Minoshima, S. & Mintun, M. A. 1993 Spatial working memory in humans as revealed by PET. *Nature.* **363** : 623 – 625.
Just, M. A. & Carpenter, P. A. 1992 A capacity theory of comprehension : individual difference in working memory. *Psychological Review.* **99** : 122 – 149.
鹿島晴雄・加藤元一郎 1992 前頭葉機能検査——障害の形式と評価法 神経研究の進歩 **37** : 93 – 110.
Kolb, B. & Whishaw, I. Q. 1996 *Fundamentals of Human Neuropsychology.* (4th Edition) W. H. Freeman and Company.
Kubota, K. 1978 Neuron activity in the dorsolateral prefrontal cortex of the monkey and initiation of behavior. *Integrative Control Functions of the Brain.* Vol. 1. Kohdansha-Elsevier. Pp.407 – 417.
久保田 競 1997 前頭葉と情動メカニズム 神経研究の進歩 **41** : 590 – 596.
Kubota K. & Funahashi, S. 1982 Direction-specific activities of dorsolateral prefrontal and motor cortex pyramidal tract neurons during visual tracking. *Journal of Neurophysiology.* **47** : 362 – 376.
Macmillan, M. 2000 *An Odd Kind of Fame: Stories of Phineas Gage.* The MIT Press.
McCarthy, G., Puce, A., Constable, R. T., Krystal, J. H., Gore, J. C. & Goldman-Rakic, P. S. 1996 Activation of human prefrontal cortex during spatial and nonspatial working memory tasks measured by functional MRI. *Cerebral Cortex.* **6** : 600 – 611.
Mesulam, M.-M. 2000 *Principles of Behavioral and Cognitive Neurology.* (2nd Edition) Oxford University Press.
Milner, B. 1963 Effects of different brain lesions on card sorting. *Archives of Neurology.* **9** : 90 – 100.
Milner, B., Corsi, P. & Leonard, G. 1991 Frontal-lobe contribution to recency judgements. *Neuropsychologia.* **29** : 601 – 618.
Milner, B. & Petrides, M. 1984 Behavioral effects of frontal-lobe lesions in man. *Trends in*

Neuroscience. **7**：403 – 407.
Miyake, A. & Shah, P. (eds). 1999 *Models of Working Memory: Mechanisms of Active Maintenance and Executive Control.* Cambridge University Press.
Morecraft, R. J. & van Hoesen, G. W. 1993 Frontal granular cortex input to the cingulate (M3), supplementary (M2) and primary (M1) motor cortices in the rhesus monkey. *Journal of Comparative Neurology.* **337**：669 – 689.
Naya, Y., Yoshida, M. & Miyashita, Y. 2001 Backward spreading of memory-retrieval signal in the primate temporal cortex. *Science.* **291**：661 – 664.
Niki, H. 1974 Differential activity of prefrontal units during right and left delayed response trials. *Brain Research.* **70**：346 – 349.
二木宏明　1984　脳と心理学──適応行動の生理心理学　朝倉書店
西条寿夫　1997　大脳辺縁系と情動のメカニズム　神経研究の進歩　**41**：511 – 531.
苧阪直行（編）　2000　脳とワーキングメモリ　京都大学学術出版会
Petrides, M. 1994 Frontal lobes and working memory：Evidence from investigations of the effects of cortical excisions in nonhuman primates. *Handbook of Neuropsychology.* Vol. 9. Elsevier Science. Pp.59 – 82.
Petrides, M. & Milner, B. 1982 Deficits on subject-ordered tasks after frontal-and temporal-lobe lesions in man. *Neuropsychologia.* **20**：249 – 262.
Petrides, M. & Pandya, D. N. 1994 Comparative architectonic analysis of the human and the macaque frontal cortex. *Handbook of Neuropsychology.* Vol.9. Elsevier Science. Pp. 17 – 58.
Porrino, L. J., Crane, A. M. & Goldman-Rakic, P. S. 1981 Direct and indirect pathways from the amygdala to the frontal lobe in rhesus monkeys. *Journal of Comparative Neurology.* **198**：121 – 136.
Quintana, J., Yajeya, J. & Fuster, J. M. 1988 Prefrontal representation of stimulus attributes during delay tasks. I. Unit activity in cross-temporal integration of sensory and sensory-motor information. *Brain Research.* **474**：211 – 221.
Roberts, A.C., Robbins, T. W. & Weiskrantz, L. (eds). 1998 *The Prefrontal Cortex：Executive and Cognitive Functions.* Oxford University Press.
Rosenkilde, C. E. 1979 Functional heterogeneity of the prefrontal cortex in the monkey：A review. *Behavioral and Neural Biology.* **25**：301 – 345.
Selemon, L. D. & Goldman-Rakic P. S. 1985 Longitudinal topography and interdigitation of corticostriatal projections in the rhesus monkey. *Journal of Neuroscience.* **5**：776 – 794.
Smith, E. E. & Jonides, J. 1997 Working memory：A review from neuroimaging. *Cognitive Psychology.* **33**：5 – 42.
Smith, E. E., Jonides, J., Koeppe, R. A., Awh, E., Schumacher, E. H. & Minoshima, S. 1995 Spatial versus object working memory：PET inverstigations. *Journal of Cognitive Neuroscience.* **7**：337 – 356.
Smith, E.-E. & Jonides, J. 1998 Neuroimaging analyses of human working memory. *Proceedings of National Academy of Science USA.* **95**：12061 – 12068.
Stuss, D. T. & Benson, D. F. 1986 *The Frontal Lobes.* Raven Press.
Stuss, D. T., Floden, D., Alexander, M. P., Levine, B. & Katz, D. 2001 Stroop performance in focal lesion patients：Dissociation of processes and frontal lobe lesion location. *Neuropsychologia.* **39**：771 – 186.

Stuss, D. T., Levine, B., Alexander, M. P., Hong, J., Palumbo, C., Hamer, L., Murphy, K. J. & Izukawa, D. 2000 Wisconsin card sorting test performance in patients with focal frontal and posterior brain damage : Effects of lesion location and test structure on separable cognitive processes. *Neuropsychologia.* **38** : 388 – 402.

Takeda, K. & Funahashi, S. 2002 Prefrontal task-related activity representing visual cue location or saccade direction in spatial working memory tasks. *Journal of Neurophysiology.* **87** : 567 – 588.

Tomita, H., Ohbayashi, M., Nakahara, K., Hasegawa, I. & Miyashita, Y. 1999 Top-down signal from prefrontal cortex in executive control of memory retrieval. *Nature.* **401** : 699 – 703.

Toyama, K., Kimura, M. & Tanaka, K. 1981 Cross-correlation analysis of interneuronal connectivity in cat visual cortex. *Journal of Neurophysiology.* **46** : 191 – 201.

塚田裕三（編） 1981 Science Illustrated 11 生きている脳 別冊サイエンス 日本経済新聞社

Watanabe, M. 1986 Prefrontal unit activity during delayed conditional go/no-go discrimination in the monkey. I. Relation to the stimulus. *Brain Research.* **382** : 1 – 14.

Watanabe, M. 1986 Prefrontal unit activity during delayed conditional go/no-go discrimination in the monkey. II. Relation to go and no-go response. *Brain Research.* **382** : 15 – 27.

Watanabe, M., Kodama, T. & Hikosaka, K. 1997 Increase of extracellular dopamine in primate prefrontal cortex during a working memory task. *Journal of Neurophysiology.* **78** : 2795 – 2798.

Williams, G. V. & Goldman-Rakic, P.S. 1995 Modulation of memory fields by dopamine D1 receptors in prefrontal cortex. *Nature.* **376** : 572 – 575.

【第Ⅲ部】

Barnes, C. A. 1988 Spatial learning and memory processes : The search for their neurobiological mechanisms in the rat. *Trends Neurosci.* **11** : 163 – 169.

Barnes, C. A., McNaughton, B. L. & O'Keefe, J. 1983 Loss of place specificity in hippocampal complex spike cells of senescent rat. *Neurobiol Aging.* **4** : 113 – 119.

Bliss, T. V. P. & Collingridge, G. L. 1993 Long-term potentiation of synaptic transmission in the hippocampus. *Nature.* **361** : 31 – 39.

Buzan, T. 1984 *Use your memory.* London, BBC Publication. 松野 武（訳）記憶の法則 東京図書 東京 1991.

Cohen, N. J. & Eichenbaum, H. 1993 *Memory, amnesia, and the hippocampal system.* Cambridge, MIT Press.

Corkin, S., Amaral, D. G., Gonlalez, G., Johnson, K. A. & Hyman, B. T. 1997 H. M.'s medial temporal lesion : Findings from magnetic resonance imaging. *J. Neurosci.* **17** : 3964 – 3979.

Eichenbaum, H. 1993 Thinking about brain cell assemblies. *Science.* **261** : 993 – 994.

Eichenbaum, H. 2000 A cortical-hippocampal system for declarative memory. *Nature Rev. Neurosci.* **1** : 41 – 50.

Eichenbaum, H., Kuperstein, M., Fagan, A. & Nagode, J. 1987 Cue-sampling and goal-approach correlates of hippocampal unit activity in rats performing an odor-

discrimination task. *J. Neurosci.* **7** : 716 – 732.
Eichenbaum, H., Mathews, P. & Cohen, N. J. 1989 Further studies of hippocampal representation during odor discrimination learning. *Behav. Neurosci.* **103** : 1207 – 1216.
Eifuku, S., Nishijo, H., Kita, T. & Ono, T. 1995 Neuronal activity in the primate hippocampal formation during a conditional association task based on the subject's location. *J. Neurosci.* **15** : 4952 – 4969.
Foster, T. C., Castro, C. A. & McNaughton, B. L. 1989 Spatial selectivity of rat hippocampal neurons: dependence on preparedness for movement. *Science.* **244** : 1580 – 1582.
Grant, S. G. N., O'Dell, T. J., Karl, K. A. & Stein, P. A. 1992 Impaired long-term potentiation, spatial learning, and hippocampal development in fyn mutant mice. *Science.* **258** : 1903 – 1910.
Hampson, R. E., Simeral, J. D. & Deadwyler, S. A. 1999 Distribution of spatial and nonspatial information in dorsal hippocampus. *Nature.* **402** : 610 – 614.
Hebb, D. O. 1949 *The organization of behavior : A neuropsychological theory.* New York. Wiley.
Hilts, P. J. 1995 *Memory's ghost: The nature of memory and the strange tale of Mr. M.* New York, Simon & Schuster, Inc. 竹内和世（訳）1997 記憶の亡霊――なぜヘンリー・Mの記憶は消えたのか　白揚社　東京
Honig, W. K. 1978 Studies of working memory in the pigeon. In : Hulse, S. H., Fowler, H. & Honig, W. K.（eds). *Cognitive Processes in Animal Behavior.* Lawrence Erlbaum, Hillsdale. Pp. 211 – 248.
石塚典生　1994　海馬の細胞構築と神経結合　神経研究の進歩　**38** : 5 – 22.
河田光博　2000　海馬のホルモン制御の神経解剖学　板倉　徹・前田敏博（編）大脳辺縁系　ブレーン出版　東京　Pp.53 – 62.
Kesner, R. P. 1985 Correspondence between humans and animals in coding of temporal attributes: role of hippocampus and prefrontal cortex. *Annu Rev. N. Y. Acad. Sci.* **444** : 122 – 136.
Kim, J. J., & Fanselow, M. S. 1992 Modality-specific retrograde amnesia of fear. *Science.* **256** : 675 – 677.
Kirkwood, A., Dudek, S. M., Gold, S. T., Aizenman, C. D. & Bear, M. F. 1993 Common forms of synaptic plasticity in the hippocampus and neocortex in vitro. *Science.* **260** : 1518 – 1521.
Leis, T., Pallage, V., Toniolo, G. & Will, B. 1984 Working memory theory of hippocampal function needs qualification. *Behavioral Neural Biol.* **42** : 140 – 157.
Markus, E. J., Qin, Y-L., Leonard, B., Skaggs, W. E., McNaughton, B. L. & Barnes, C. A. 1995 Interaction between location and task affect the spatial and directional firing of hippocampal neurons. *J. Neurosci.* **15** : 7079 – 7094.
McNaughton, B. L. & Morris, R. G. M. 1987 Hippocampal synaptic enhancement and information　storagege within a distributed memory system. *Trends Neurosci.* **10** : 408 – 415.
McNaughton, B. L., Barnes, C. A., Meltzer, J. & Sutherland, R. J. 1989 Hippocampal granule cells are necessary for normal spatial learning but not for spatially-selective pyramidal cell discharge. *Exp. Brain Res.* **76** : 485 – 496.

Mishkin, M. 1978 memory in monkeys severly impaired by combined but not by separate removal of amygdala and hippocampus. *Nature.* **273** : 297 – 298.

Morris, R. G. M., Garrud, P., Rawlins, J. N. P. & O'Keefe, J. 1982 Place navigation impaired in rats with hippocampal lesions. *Nature.* **297** : 681 – 683.

Moser, E. & Anderson, P. 1994 Conserved spatial learning in cooled rats in spite of slowing of dentate field potentials. *J. Neurosci.* **14** : 4458 – 4466.

Moser, E., Mathiesen, I. & Anderson, P. 1993 Association between brain temperature and dentate field potentials in exploring and swimming rats. *Science.* **259** : 1324 – 1326.

二木宏明 1989 脳と記憶 共立出版 東京

O'Keefe, J. & Nadel, L. 1978 *The hippocampus as a cognitive map.* Clarendon Press. Oxford.

O'Keefe, J. & Speakman, A. 1987 Single unit activity in the rat hippocampus during a spatial memory task. *Exp. Brain Res.* **68** : 1 – 27.

Olton, D. S. 1986 Hippocampal function and memory for temporal context. In : *The Hippocampus*, Vol. 4 (Issacson, R. L. & Pribram, K. H. eds.), New York, Plenum. Pp.281 – 298.

Olton, D. S. & Feustle, W. A. 1981 Hippocampal function required for nonspatial working memory. *Exp. Brain Res.* **41** : 380 – 389.

Ono, T., Nakamura, K., Nishijo, H. & Eifuku, S. 1993 Monkey hippocampal neurons related to spatial and nonspatial cues. *J. Neurophysiol.* **70** : 1516 – 1529.

Quirk, G. J., Muller, R. U., Kubie, J. L. & Ranck, Jr. J. B. 1992 The positional firing properties of medial entorhinal neurons : Description and comparison with hippocampal place cells. *J. Neurosci.* **12** : 1945 – 1963.

Represa, A., Duyckaerts, C., Tremblay, E., Hauw, J. J. & Ben-Ari, Y. 1988 Is senile dementia of the Alzheimer type associated with hippocampal plasticity? *Brain Res.* **457** : 355 – 359.

Rolls, E. T. 1992 Functios of neuronal networks in the hippocampus and of backprojections in the cerebral cortex in memory. In: McGaugh, J. L., Weinberger, N. M. & Lynch, N. M. (eds). *Brain organization and memory.* Oxford Univ. Press. New York. Pp.184 – 210.

Rolls, E. T., Miyashita, Y., Cahusac, P. M. B., Kesner, R. P., Niki, H., Feigenbaum, J. D. & Bach, L. 1989 Hippocampal neurons in the monkey with activity related to the place in which a stimulus is shown. *J. Neurosci.* **9** : 1835 – 1845.

酒井邦嘉 1994 認知記憶と学習のニューロン機構 岩波講座認知科学5 記憶と学習 岩波書店 東京 Pp.98 – 157.

Sakurai, Y. 1990a Hippocampal cells have behavioral correlates during the performance of an auditory working memory task in the rat. *Behav. Neurosci.* **104** : 251 – 261.

Sakurai, Y. 1990b Cells in the rat auditory system have sensory-delay correlates during the performance of an auditory working memory task. *Behav. Neurosci.* **104** : 856 – 868.

Sakurai, Y. 1994 Involvement of auditory cortical and hippocampal neurons in auditory working memory and reference memory in the rat. *J. Neurosci.* **14** : 2606 – 2623.

Sakurai, Y. 1996a Hippocampal and neocortical cell assemblies encode memory processes for different types of stimuli in the rat. *J. Neurosci.* **16** : 2809 – 2819.

Sakurai, Y. 1996b Population coding by cell assemblies: What it really is in the brain.

Neurosci. Res. **26**：1–16.
Sakurai, Y. 1998a The search for cell assemblies in the working brain. *Behav. Brain Res.* **91**：1–13.
Sakurai, Y. 1998b Cell-assembly coding in several memory processes. *Neurobiol Learn Memory.* **70**：212–225.
Sakurai, Y. 1999 How do cell assemblies encode information in the brain ? *Neurosci Biobehav. Rev.* **23**：785–796.
櫻井芳雄 1995 ラットを用いた記憶の神経機構の研究——動向と展望 日本神経精神薬理学雑誌 **15**：13–29.
櫻井芳雄 1997 記憶情報処理と海馬ニューロン活動 臨床科学 **33**：1626–1635.
櫻井芳雄 1998a ニューロンから心をさぐる 岩波書店 東京
櫻井芳雄 1998b スパイク相関解析法 医学のあゆみ **184**：607–612.
櫻井芳雄 1998c 多数ニューロン活動の同時記録法 脳の科学 **20**：1233–1237.
櫻井芳雄 1999 マルチニューロン活動の記録法 脳21 **2**：77–84.
櫻井芳雄 2000a 記憶情報をコードする動的神経回路を探る 学術月報 **53**：382–386.
櫻井芳雄 2000b 記憶情報をコードする動的な神経回路 脳の科学 **22**：283–288.
櫻井芳雄 2000c ラットのワーキング・メモリーとその脳内情報処理機構 苧阪直行（編） 脳とワーキングメモリ 京都大学学術出版会 京都 Pp. 73–92.
櫻井芳雄 2000d 記憶情報処理と海馬内のセル・アセンブリ 板倉 徹・前田敏博（編） 大脳辺縁系 ブレーン出版 東京 Pp. 37–52.
櫻井芳雄 2000e 多細胞同時記録実験の必要性と方法 神経回路学会誌 **7**：3–7.
櫻井芳雄 2000f ニューロンから心へ *Computer Today.* **95**：9–17.
櫻井芳雄 2001 セル・アセンブリ仮説 脳の科学 **23**：81–86.
Sharp, P. E. & Green, C. 1994 Spatial correlates of firing patterns of single cells in the subiculum of the freely moving rat. *J. Neurosci.* **14**：2339–2356.
Squire, L. R. 1987 *Memory and brain.* New York, Oxford University Press. 河内十郎（訳）記憶と脳 医学書院 東京 1989
Squire, L. R. & Zola-Morgan, S. 1991 The medial temporal lobe memory system. *Science.* **253**：1380–1386.
Stein, D. G. 2001 Brain damage, sex hormones and recovery: A new role for progesterone and estrogen ? *Trends Neurosci.* **24**：386–390.
Sutherland, R. J. & Rudy, J. W. 1989 Configural association theory：The role of the hippocampal formation in learning, memory, and amnesia. *Psychobiol.* **17**：129–144.
渡邊正孝 1994 記憶・学習行動と脳 岩波講座認知科学5 記憶と学習 岩波書店 東京 Pp. 46–97.
Watanabe, T. & Niki, H. 1985 Hippocampal unit activity and delayed response in the monkey. *Brain Res.* **325**：241–254.
Wible, C. G., Findling, R. L., Shapiro, M., Lang, E. J., Crane, S. & Olton, D. S. 1986 Mnemonic correlates of unit activity in the hippocampus. *Brain Res.* **399**：97–110.
Wilson, M. A. & MaNaughton, B. L. 1993 Dynamics of the hippocampal ensemble code for space. *Science.* **261**：1055–1058.
Winocur, G. 1986 Memory decline in aged rats：A neuropsychological interpretation. *J. Gerontol.* **41**：758–763.
山鳥 重・河村 満 2000 神経心理学の挑戦 医学書院 東京

Zola-Morgan, S. & Squire, L. R. 1986 Memory impairment in monkeys following lesions limited to the hippocampus. *Behav. Neurosci.* **100** : 155 – 160.
Zola-Morgan, S. & Squire, L. R. 1990 The primate hippocampal formation: evidence for a time-limited role in memory storage. *Science.* **250** : 288 – 290.
Zola-Morgan, S., Squire, L. R. & Amaral, D. G. 1986 Human amnesia and the medial temporal regions: enduring memory impairment following a bilateral lesion limited to field CA1 of the hippocampus. *J. Neurosci.* **6** : 2950 – 2967.
Zola-Morgan, S., Squire, L. R. & Amaral, D. G. 1989 Lesions of perirhinal and parahippocampal cortex that spare the amygdala and hippocampal formation produce severe memory impairment. *J. Neurosci.* **9** : 4355 – 4370.

【おわりに】

Alzheimer, A. 1907 Ueber eine eigenartige Erkrankung der Hirnrinde. *Allgemeine Zeitschrift fuer Psychiatrie und Psychisch-Gerichitriche Medizin.* **64** : 146 – 148.
Hara, A. & Kubota, K. 2001 Chemical lesions of the fronto-polar prefrontal cortex by GABA antagonists on rhesus monkeys : effects on main GO/NO-GO and subroutine delayed-response tasks. *Soc. Neurosci. Abstr.* **27** : Program No.189.2.
Harada, T., Okagawa, S. & Kubota, K. 2001 Habitual jogging improves performance of prefrontal tests. *Soc. Neurosci. Abstr.* **27** : Program No.311.17.
Koechlin, E., Basso, G., Pietrini, P., Paanzer, S. & Grafman, J. 1999 The role of the anterior cortex in human cognition. *Nature.* **399** : 148 – 151.
Moyer, P. 2002 Studies confirm benefit of exercise on aspects of brain function. *Neurology Today.* **2** : 28 – 29.

索　引

人　名

▶ ア　行
浅沼　広　14, 16
アンダーソン
　　（Anderson, J. R.）　101
伊藤正男　口絵3, 7, 9, 39
エビングハウス
　　（Ebbinghaus, H.）　177

▶ カ　行
カーペンター
　　（Carpenter, P. A.）　101
川人光男　46

久保田　競　78
グレイビエル
　　（Graybiel, A. M.）　63
ゴールドマン・ラキーチ
　　（Goldman-Rakic, P. S.）
　　100

▶ サ　行
ジェイコブスン
　　（Jacobsen, C. F.）　177
ジェームズ（James, W.）　177
ジャスト（Just, M. A.）　101

スクワイア（Squire, L. R.）　1

▶ タ　行
タルヴィング（Tulving, E.）
　　1

▶ ハ　行
バッデリー
　　（Baddeley, A.）　99
フスター
　　（Fuster, J. M.）　101
ヘッブ（Hebb, D. O.）　33, 161

事　項

▶ ア　行
アセチルコリン　59, 130, 172
アルツハイマー病　171
アンサンブル　161
アンドロゲン・レセプター　175
一時貯蔵機構　103
1次領域　71
位置選択性　111
1酸化窒素　59
遺伝的変異マウス　44
イボテン酸投与　148
意味記憶　1

ヴィゴツキー・テスト　86
ウィスコンシン・カード分類課題　84
ウィスコンシン式汎用検査装置

92
運動前野　75
運動野　12
運動野の拡大　29
エキスパート・システム　64
エストロゲン・レセプター
　　176
エピソード記憶　1
オペラント　19
オペラント条件づけ　19
音韻ループ　99

▶ カ　行
外側皮質脊髄路　12
海馬脚　147
海馬采―脳弓　143, 148
海馬体　134
海馬台　133

海馬傍回　133, 139
下オリーブ核　35
下丘　153
顆粒細胞群　167
感覚皮質―皮質性
　　（SCx）EPSP　5
関係性　142
間接経路　12
記憶術　142
記憶野　122
基質　64
基質部　59
機能的な相互作用　122
逆モデル　46
逆向性健忘　140
嗅球皮質　139
嗅内皮質　133
鏡映描写課題　136

索引

強化刺激　20
近位筋群　12

空間記憶　146
空間的交替反応課題　173
空間的手がかり　145
組合せ爆発の問題　159
クルヴァーのテスト板　29
グルココルチコイド・レセプター　175
グルタミン酸　9
グルタミン酸受容体　9

健忘症　70

高位の状態　64
後期遺伝子　10
高頻度分化強化　21
興奮性シナプス後電位　2, 3, 167
コーディング　142
古典的条件づけ　23
コリン作動性　172
コルチコステロン　174
コルチゾール　174

▶ サ　行

サイクリックGMP（cGMP）　9
細胞構築学的地図　73
細胞集成体　161
作業記憶　69, 99, 142
サッケード後活動　118
サッケード前活動　119
作動記憶　69, 99
参照記憶　144

視運動性眼球反応　46, 49
視運動性眼振　49
時間的文脈　143
視空間的記銘メモ　99
自己順序づけ課題　88
視床　71
歯状回　147
視床下部　175
視床背内側核　130, 153
視床―皮質性（TC）EPSP　5
実行機能　83
シナプス後性説　6
シナプス後説　2
シナプス後膜　10
シナプス効率　2, 51
シナプス前性説　6
シナプス前説　2
シナプス前膜　10
集団的・協調的コーディング　159
出力・提供機構　103
受動的記憶　99
準備電位　18
条件刺激　21, 24, 43
情動系　130
小脳　33
小脳の構造　33
小脳片葉　41, 49
処理機構　103
新近性記憶課題　87
伸張反射　53
錐体細胞　5, 12
錐体細胞層　137
錐体路　12
水迷路課題　146

図形の流暢性テスト　89
ステロイドホルモン　174
ストループ課題　87
ストレス応答　175

性格の変化　82
性ホルモン　176
脊髄後索　15
脊髄後索の切断　15
脊髄での学習　52
セル・アセンブリ　161
宣言的記憶　137
線条体　57
線条体基質部　59
線条体でのLTD　61
線条体斑紋部　59
前楔状回　27
前帯状回運動野　75
選択・収集機構　103
選択的バイアス説　14, 16
前庭動眼反射　39, 46
前頭眼窩野　130
前頭前野　27, 153
前頭葉　71
前頭連合野　69, 70
前頭連合野の最前部　179
前補足運動野　27, 75

早期遺伝子　64
相互相関解析　163
相互相関ヒストグラム　164
相互相関分析法　124
側頭葉内側部　135
側頭連合野　74
ソマトスタチン　59

▶ タ 行

第1次運動野　75
帯状回　74, 75
苔状線維　8
大脳基底核　57, 75
大脳基底核・配線図　58
単一ニューロン・コーディング　158
単一ニューロン主義　158
単一モダリティ連合野　71
短期記憶　1, 69
単語の流暢性テスト　89

遅延期　93
遅延期間活動　110
遅延交代反応　93
遅延反応　92
遅延反応課題　155, 156
遅延非見本合わせ課題　139
遅延見本合わせ課題　117
遅延リーチング課題　121
知性の座　70
知性の変化　82
チャンク仮説　63
中央実行系　99, 107
中隔核　133
中隔内側部　173
中心溝　71
聴覚皮質　153
長期記憶　69, 140
長期増強 (LTP)　3, 166
長期抑圧 (LTD)　6, 7
直接経路　12
直早期遺伝子　10
陳述的記憶　1
沈黙野　70

低位の状態　64
テタヌス後増強　3
手続き記憶　1
伝達物質　6

同期パルス説　39
同時発火ヒストグラム　127
登上線維　8, 35
頭頂連合野　74
ドーパミン　131
トップ・ダウン信号　77

▶ ナ 行

内嗅皮質　75
内側膝状体　153

ニューロペプチドY　59
認識細胞仮説　158
認知地図　149

能動的記憶　99
ノックアウト・マウス　167
ノルアドレナリン　131

▶ ハ 行

背内側核　71
場所細胞　149
場所フィールド　149
発散的思考　82
パブロフ条件づけ　21～23
パペッツの回路　169
パルブアルブミン　59
斑紋部　59

皮質赤核路　12
皮質網様体路　12

尾状核　75
非宣言的記憶　136

フィードバック誤差学習モデル　46
フィードバック制御器　46
フィードフォワード型　48
フィールド電位　25
フィネアス・ゲージ　78, 179
複合モダリティ連合野　71
複雑スパイク　36
複雑スパイク細胞　149
副腎皮質　174
副腎皮質刺激ホルモン　175
プライミング　1
ブロードマンの10野　179
プロジェステロン　176

並列分散処理　162
辺縁系周辺領域　71
扁桃体　75, 130, 139
弁別学習課題　94
弁別刺激　20

萌芽形成　24
放射状迷路　145
報酬系　130
補足運動野　27, 75

▶ マ 行

マイクロゾーン　34
瞬き反射の条件づけ　43

無条件刺激　21, 24, 43

▶ ラ 行

流暢性課題　　82, 89
リン酸化タンパク質　　9, 166

レイ―オステライト図形　　137
レスポンデント反応　　19
レファレンス・メモリー　　144
連合　　142

老人性痴呆　　171

▶ ワ 行

ワーキング・メモリー
　　69, 99, 142

▶ 英　字

ACTH　　175
AMPA型受容体　　9, 10

biased-細胞　　17
B-ニューロン　　17
CA1　　137
CA3　　137
cGMP　　9
CNV　　18
CRH産生細胞　　175
CS　　21, 24, 43
EPSP　　2, 3, 24, 62, 167
fMRI　　105
H.M.　　135, 178
IP_3　　9
joint peri-stimulus time
　　histogram分析法　　126
j-PSTH　　126
LTD　　6, 7, 51, 62
LTDの物質的基礎　　6
LTP　　3, 51, 166

LTPに伴う形態の変化　　10
mGluR1　　9
NMDA型受容体　　9
NO　　9, 59
OKR　　46, 49
PCDマウス　　44
PET　　105
Preferential Bias Theory　　14, 16
pre-SMA　　27
PTP　　3
R. B.　　137
readiness potential　　18
SCxEPSP　　5
TANニューロン　　65, 66
TCEPSP　　5
US　　21, 24, 43
VOR　　39, 46, 47

執筆者紹介

久保田　競（くぼた　きそう）　　　【編者：はじめに，おわりに】

1932年	大阪府に生まれる
1957年	東京大学医学部医学科卒業
1964年	東京大学大学院生物系基礎医学修了
	京都大学霊長類研究所所長を経て
現　在	国際医学技術専門学校副校長
	京都大学名誉教授　医学博士

主要著書

『ランニングと脳』（朝倉書店，1981年）

『赤ちゃん教育』（共著）（リヨン社，1983年）

『手と脳』（紀伊國屋書店，1982年）

『脳を探検する』（講談社，1998年）

松波　謙一（まつなみ　けんいち）　　　【第Ⅰ部】

1937年	東京都に生まれる
1964年	東京大学医学部医学科卒業
1969年	東京大学大学院医学系医学博士課程修了
	京都大学霊長類研究所神経生理部門助教授，
1985年	岐阜大学医学部反射研究施設生理部門教授
	（1986年から施設長兼任）
現　在	中部学院大学リハビリセンター部門教授（2007年から学部長兼任）
	岐阜大学名誉教授　医学博士

主要著書

『最新運動と脳　改訂版』（共著）（サイエンス社，2010年）

『運動と脳』（紀伊國屋書店，1986年）

『めまい・平衡障害（CLIENT21 第8巻）』（分担執筆）（中山書店，1999年）

船橋　新太郎（ふなはし　しんたろう）　　　　　　　　　　　　　　　【第Ⅱ部】

1950年	滋賀県に生まれる
1974年	東京教育大学理学部生物学科卒業
1982年	京都大学大学院理学研究科動物学専攻中途退学
	奈良県立医科大学助手，エール大学医学部研究員，京都大学助教授を経て
現　在	京都大学こころの未来研究センター教授　理学博士

主要著書

『脳・神経の科学Ⅱ——脳の高次機能（岩波講座現代医学の基礎7）』
（分担執筆）（岩波書店，1999年）
『脳とワーキングメモリ』（分担執筆）（京都大学学術出版会，2000年）
『情と意の脳科学』（分担執筆）（培風館，2002年）
『前頭葉の謎を解く』（京都大学学術出版会，2005年）

櫻井　芳雄（さくらい　よしお）　　　　　　　　　　　　　　　　【第Ⅲ部】

1953年	東京都に生まれる
1976年	東京教育大学心理学科卒業
1981年	京都大学大学院文学研究科博士課程中退
	広島大学総合科学部助手，富山医科薬科大学心理学研究室助教授，ジョンズ・ホプキンス大学心理学部客員助教授，京都大学霊長類研究所助教授，岡崎国立共同研究機構生理学研究所助教授（併任）を経て
現　在	京都大学大学院文学研究科心理学研究室教授　医学博士

主要著書

『考える細胞ニューロン』（講談社，2002年）
『大脳辺縁系（神経科学の基礎と臨床8）』（分担執筆）（ブレーン出版，2000年）
『ニューロンから心をさぐる』（岩波書店，1998年）

ライブラリ 脳の世紀：心のメカニズムを探る　7
記憶と脳
——過去・現在・未来をつなぐ脳のメカニズム——

2002年9月10日©	初　版　発　行
2011年2月25日	初版第4刷発行

編　者	久保田　競	発行者	木下　敏孝
著　者	松波　謙一	印刷者	山岡　景仁
	船橋新太郎	製本者	関川　安博
	櫻井　芳雄		

発行所　株式会社　サイエンス社
〒151-0051　東京都渋谷区千駄ヶ谷1丁目3番25号
営業　☎(03) 5474-8500（代）　振替 00170-7-2387
編集　☎(03) 5474-8700（代）
FAX　☎(03) 5474-8900

印刷　三美印刷　　製本　関川製本所
《検印省略》

本書の内容を無断で複写複製することは、著作者および
出版者の権利を侵害することがありますので、その場合
にはあらかじめ小社あて許諾をお求め下さい。

ISBN4-7819-1017-3

PRINTED IN JAPAN

サイエンス社のホームページのご案内
http://www.saiensu.co.jp
ご意見・ご要望は
jinbun@saiensu.co.jp　まで